U0277963

唐山玉清观道学文化丛书

董沛文◎主编
席春生◎编著

唐山玉清观道学文化丛书

中国传统道家养生文化经典

董沛文◎主编

席春生◎编著

千峰養生集萃（下册）

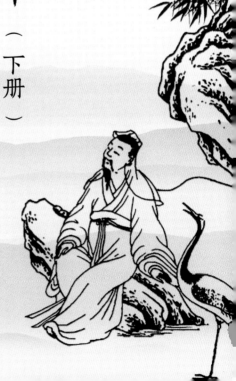

华夏出版社
HUAXIA PUBLISHING HOUSE

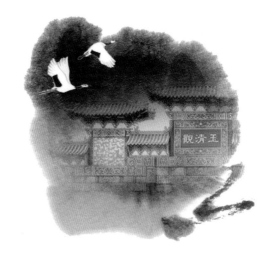

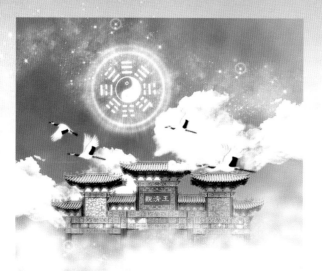

河北唐山玉清観

玉清观记

　　玉清古观，处冀东之域，倚燕山之脉，傍滦水之畔，望渤海之滨，立石城（唐山市开平区，古称石城）垣内，聚亿万年之钟秀，享千百年之香火。山水环抱，京津毗邻，鸢翔凤集，人杰地灵。黄帝问道而登空同，轩辕学仙而礼广成，鼎湖跨龙以飞升，仙宗道脉，由之滥觞。昔古孤竹国君，嗣子伯夷叔齐，立次子为储君。国君殁，齐让伯夷，夷不受而遁，齐不立亦逃。闻西伯善养老，相偕欲适周。当值盛夏，路过石城之地，腹饥口渴，踌躇间，突现一淙清泉，汩汩而流，急掬泉水，捧之尽饮，入口温如玉，至腹冽沁腑，饥渴顿消。昆仲绕泉徘徊，流连忘返，决意结庐而居，烧茅修炼以求仙。其玉浆清泉，即后世之玉清古井也。数年后，往西岐，复隐首阳山中，不食周粟，杳失所踪。燕君昭王，遣使求不死药，入海登蓬莱方丈，卜地石城合药以炼丹，其丹炉遗迹尚存井隅也。秦皇寻神山，觅仙药，游碣石，尝饮玉清之水，顿改容颜，身轻而转体健。张陵演教，天师布道，桓灵帝间，有观筑于古井之旁。葛洪炼丹，鲍姑侍鼎，寻仙访道，安炉立于灵泉之侧。唐王东征，屯兵大城，山赐唐姓，筑立石城，二百余丈。有随军道士，长于望气，见紫霞缥缈如飞鸢，仙气凝聚似丹鼎，遂离军隐居，潜修仙道，升举而去。刘操仕燕主，居相位，正阳垒卯以度化，易号海蟾子而学仙，为演清净无为之宗，以道全形之旨。复遇吕祖纯阳于原野，饮玉清之神水，授以金液还丹之秘，遁迹修真，得成仙道。丘祖长春真人，会元世祖于雪山，赐号神仙，颁虎符玺书，掌天下道教。越二载，驻鹤燕京，大阐玄风，道侣云集，化道十方，建宫立观，设坛作醮。丘祖座下，有一弟子，结庐于石城，立宫于井侧，见水清冷，故题观名曰澄清，祀三清之真容，布道德之宝章，香火鼎盛，终日不绝。几经兵火，焚毁殆尽。明永乐间，召仙真三丰张真人于金阙，犹龙不见，惟隐迹名山，藏身大川，隐显游戏于人间。一日携弟子游蓟北，途经石城，睹残垣败瓦，黯然神伤，附弟子云："此地古炼丹之处也，尝有观，名澄清，惜毁于兵祸。留汝此地，募修宫观，异日将兴。玉清之境，始气化成，元始天尊所居之仙宫。此有井亦曰玉清，乃古仙遗迹，以之为观名可也。斯井水清如玉，可传淮南王之术于乡里，授做豆腐，济养百姓，以解温饱，亦可彰我仙家飞丹砂而点灵汞之玄妙也。以火炼金而丹成，今岁丙申，正其值，玉清当兴，因缘所定。越五百余年，火燥土焦，木以犯土，当有浩劫，观迹随毁。金木交并，九返还丹，观必重兴，香火复盛也。"真人语毕，飘然而去。弟子遵真人之命，修道观，兴香火，并用古井之水，盐卤以点豆汁，其术不日而风行四乡。以玉清神水所点之豆腐，质地柔嫩，晶莹如玉，味道鲜美，烹调得味，有远胜燕窝之美誉。光绪初，开平建矿，近代工业之始兴，人口增多，商贾云集，成京东之重镇。玉清观，历数百年之风雨，几经增葺，规模宏大，坐北朝南，处石城西门外，火神关帝二庙侍立左右。岁临丙辰，乙未之月，地动山摇，突发地震，房屋摧倒，楼宇化为平地，玉清观亦随之毁塌。多难而兴邦，艰苦而奋志。唐山儿女，意坚志强，抗震自救，恢复建设，经廿余年之拼搏，重塑辉煌于冀东，再兴繁荣于滨海。玉清古观，亦得之以复建也。董道长崇文，号文道子，讳沛文，皈依全真，嗣教龙门。董道长乃著名实业家，河北省政协委员。清秀浑朴，端庄大方，谈吐间声和语慢，儒雅温和，亲切近人，无烟火气息，真道家风范。幼读诗书，博阅经籍，早年隶职企业，后弃职经商。历经多年之艰辛，饱尝恒沙之磨砺，奋志不懈，果业斐然。荏苒光阴，感人生如梦。芸芸众生，名利绊身，几失真我；追名逐利，沦丧道德，世风愈下；人心不古，禀赋天和，损耗殆尽。甲申冬月，睹道观之残垣，望断壁之朽木，不忍坐视，乃盟愿发心，斥以巨资，再塑三清真容，复兴玉清古观，上接轩辕遗教，绵老圣之心传；下振道门宗风，扬钟吕之秘旨。洵属不愿独善己身，达而兼善天下者也。国运隆，有祥瑞。吉士出，观必兴。玉清之塌毁复建，斯应仙真之谶语乎？复建之玉清观，由政府拨地廿余亩，座落于开平老城遗址北门外，坐北朝南。正南牌楼，雄伟壮丽，气势非凡。牌楼之上，手书玉清观三大字，字劲苍道，金光闪灿。由南往北，大殿三重，依次为灵官殿、文昌殿、玉皇殿。再之往后，乃高达三层之三清殿。配殿分列左右，香炉鼎立案前。各殿建筑，风格迥异，却又有异曲同工之妙。主殿气势宏伟，雕梁画栋，斗拱飞檐。配殿小巧玲珑，精工细做，结构严谨。每重殿内，绘有壁画，均乃道教典故，及山水人物，供游人香客之观赏，劝善以净化人心，使之人人奉善，不为恶习之所染。纵观整个道观，红墙黄瓦，苍松翠柏，具浓厚道教古韵之风貌，与开平古艺街遥相呼应，珠联璧合，古文化之气息犹若天成。观内奇花异草，绿树成荫，鸟语花香，缤纷争艳。游人云涌，香客不断，祥烟缥缈，紫气鸢飞。道教独具之仙乐，道众诵经之天韵，不时幽然入耳，仿佛置身于仙境之中。玉清古观，重焕仙容，琳琅殿阁，日臻完善，谋公益之慈善，造大众之福祉，弘文化之传统，扬道教之祖风，殊为唐山福地洞天之胜境，河北仙府宫观之翘楚。诚邀国内之羽士道子，喜迎海外之仙客高真，会四洲之宾朋游人，接五湖之善信男女，驾临驻鹤，共庆国昌，同祈太平，是幸甚哉。

道历四千七百六年岁在己丑

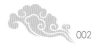

总目录

上　册

中　册

下　册

目 录

（下册）

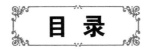

玄妙镜

玄关经

养真集

附　录

修道全指

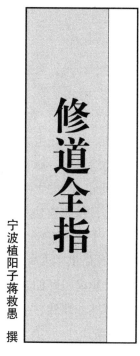

宁波植阳子蒋救愚 撰

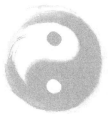

重印《修道全指》序

性命之学，源于黄老，传于钟吕，大盛于宋。宋时张伯端为南宗，金时王重阳而为全真北宗，始分为南北流传。后经列仙祖支分脉延遍布神州，使世人知我中华先祖传有性命双修真诀、真法的仙学之道。

自元以降，所传仙学正宗，尤以丘祖处机龙门派最为隆盛。宗师巨匠修有成就者，更是沿龙门首代赵道坚一脉相承者著之。至八代伍冲虚、九代柳华阳二位仙祖，著《天仙正理》《仙佛合宗》《金仙正论》《慧命经》，阐述三教一理的性命双修大道，将修道仙学与儒学、佛学、传统中医、武学、易学诸家理论精华融为一炉，精辟论述，承千古绝学，启后世学人，使千古流传的理法更趋完善，让后世学人有依可寻。

九代柳祖华阳，承八代伍冲虚祖师仙学正宗后，除将理法著写成书流传后世外，还先后传了然、豁然、慧然、了空四位释教高僧接续佛门命脉外，另传儒门后人李思白（号琼玉）、全真道南无派第二十代门人刘名瑞祖师（号盼蟾子）。

清末，有浙江宁波人蒋克志（又名蒋救愚，字于道，号植阳子），秉承李思白仙学正宗，修炼有成，倾其所学、所悟，著撰《修道全指》。发尽度人之心，详述修道之节序、三教合一之精理；尽其道学精微，为修仙之后学指示暗中明途，免入旁门曲径。

世间修养之士，不穷究实理，不印证真师，为小术所惑，性命二字未曾真识。儒曰："穷理尽性，以致于命。"古圣云："人在道中而不知道。"《易》曰："百姓日用而不知。"不知者，以其天地为天地，视人为人，视物为物，未曾思得天地人物一道耳。望后学之士，从简处入手，心上用功，能觉出道理，不负祖师慈悲著书之良苦也。

余自青年，遇千峰老人弟子牛金宝恩师，拜为弟子之礼。苦志不笃，得师厚爱，尽受其龙门正宗丹法。喜搜丹经宝卷为藏，不敢独享厚浴，愿结知音道侣，早会性命仙学之道于一心，勿为旁门曲径所误可也。望有志、有缘者，同参为鉴，以为足矣。

时丁丑年孟春
千峰弟子席春生作序

蒋救愚撰

指梯深经
全天甚真
道节上妙
修逐无微

天梯逐步幸难逢，熟读方知正路通。

九十六家非正道，三千六百外旁门。

真传一贯无双理，性命双修不二功。

识得玄关微妙诀，有真志满总归空。

——炼虚子沐手敬题

　　且论九十六种外道、三千六百旁门，详见《道统大成》之书。其书有十六万余言。

　　且论性命双修真传一贯，名为不二法门，直指玄关一窍。三教修道，惟此一理。

序

　　且修大道，是断轮回根本之宝剑，为度生死苦海之慈航。修万劫不坏之金刚真性，成圣贤仙佛之正觉大路，必学性命双修。

　　须知妙法三乘：自始初乘炼精化炁之百日功诀，是用采封升降沐浴之六候法则。论其间功诀法则逐节者，而其用则有专变次序乎？自古圣仙修道者，先须炼己，而待阳生。辨其水源至清，明其鼎炉至真。将漏，武火采归炉中；既归，文火封固温养。待至炁满药灵，是有升降验应。行由周天三百六十道路，法用生成乾九坤六息数。二八月间，定为沐浴；十二时中，须看四正。在卯酉时真炁涤虑，在进退时息火停符。又有闰余者，即是神炁归根温养之义乎？凡有所动者，必欲炼而完足周天之理乎？炼至丹熟火足之景到，须防满溢危险之伤丹。静候阳光二现之三现，正是火足时，止之当止，百日工灵足矣。采大药候至矣。以上初乘炼精化炁成金丹人仙之事矣。

　　若望地仙，须用秘密功之七日，而待震动景之六种。忽然丹田内动，而其形如火珠，流动活泼，古仙名曰金丹大药，曰真铅内药，曰天女献花，曰龙女献珠。采取过关，前圣喻曰五龙捧圣，曰折芦过江，曰芦芽穿膝，曰聚火载金。盟求大药过关秘诀之正功，要知六根不漏法，防办上下鹊桥危险之法器，保护大药不驰散，方可穿过三三重之铁鼓，而上鹫岭。达过须弥高山，方能打通二六层之重楼，而下龙宫，点化阴神大魔。阴神赖此大药降伏，而念虑自然不生；阳神由此大药渐长，而佛性自然有灵。次第中乘炼炁养胎之十月工夫，则用真意二炁照养之一性圆明。结胎虽在中田，妙用兼合下田，全仗二田之虚境。元神寂照而不离，可得二炁之勤生，发动运养而不绝。若守定三四月之间，元神因二炁之培育，二炁得元神之寂照，则脐轮间之虚境，而所动机之甚微。若守定五六月之间，胎息得神炁之照养，神炁得胎息之渐满，则二炁定之真空，而所食性之甚绝。若守至七八月之间，胎神因寂照之功久，得百脉俱住之明证，则无昏睡之妄性，而生灭心之亦绝。若守至九十月之间，胎神因培育之纯阳，得归于大定之生慧，则成六通之灵明，而出神景之亦至。以上中乘炼炁成神养道胎地仙之功矣。

欲望神仙，及其胎足功圆，自然静定时候，忽见虚空白雪缤纷，飘然不绝，斯为出神景到。即当调神出壳，一出天门，性光朗明，等如月圆。不可动念于他，即速入神收归。出则以太虚为超脱之境，收则以上田为存养之所。次第大乘炼炁化神之三年，须知乳哺存养全体之大用。惟一阳神寂照于上丹田之本宫，相与混融全身化成虚空之大境，斯为存养之全体，乃为乳哺之首务。须知出收之时少，而用存养之功多。初出宜暂不宜久，宜近不宜远；初收宜速不宜闲，宜静要宜正。始之或出一步而旋收，或出多步而旋收。久之或出一里而旋收，或出多里而旋收。若出千里万里，切不躐等就至，须防天魔诱矣。必须一次二次，渐至出入纯熟，行远而无害也。出时须谨慎，防魔乱心君，犹如婴儿幼时，迷失难归。诚能归还中宫，复炼阳神，而阳光毋漏，则收藏复炼。而愈扩愈大，则弥远弥光，自然变化生神，方可出入化身。生之再生，则生生而不尽；化之又化，则化化而无穷。子又生孙，孙又分支。以上大乘炼炁育神成变化神通之法矣。

若望天仙，将前出化阳神，摄归本体复炼，此谓炼神还虚，冥心六载工夫。此即上乘内外神形并炼之功矣。再将本体之神，销归天谷；又将天谷之神，退藏祖窍。如龙养额下之珠，若鹤抱巢中之卵。谨谨护持，毋容再出；静静坚守，切莫妄动。一切不染，依灭尽定，而寂灭之。寂灭至久，总有光现，而收藏之。定而又定，寂而又寂。次第最上一乘，炼虚合道面壁大定之功。久而神光满穴，阳焰腾空，通达内外之窍。则其一身大窍共九，小窍八万四千矣。则其大窍小窍之中，每窍皆有神光矣。敛而藏之，静而守之，一切不染，一意不散，定而又定，寂而又寂，依灭尽定，而寂灭之。如虚空藏，而还虚之。虚灭至久，则全体四肢，俨如水晶矣。内外玲珑，则形神俱妙，与道合真矣。须待六龙变化之全，则神光化为舍利之光，自从祖窍之内，一涌冲出，化为万道毫光，直贯太虚之上，放大光明，而与古佛相会。故大觉禅师曰：

一颗舍利光熠熠，照尽亿万无穷劫。

大千世界总皈依，三十三天咸统摄。

又荷泽禅师曰：

本来面目是真如，舍利光中认得渠。

万劫迷头今始悟，方知自性是文殊。

此乃最上一乘炼虚合道天仙之功矣。

予将修道逐节明证功诀，以为次序，愿同志者观之。须知法有五乘，仙有五等，而无错乱节序，得一览无遗矣云尔。

时在

中华民国五年岁次丙辰重阳月上浣吉旦蒋植阳子序于灵芝山房珍藏

炼己还虚图

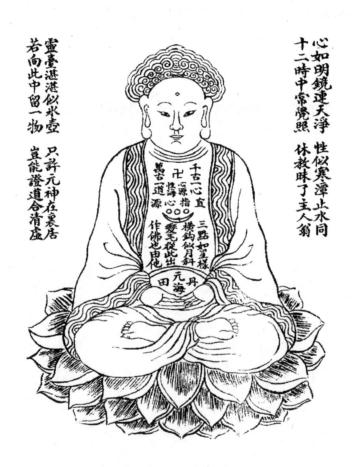

图 虛 還 己 煉

心如明镜连天净，性似寒潭止水同。

十二时中常觉照，休教昧了主人翁。

千古一心，万古一道。心源性海，直指心源。

三点如星样，横钩似月斜。变毛从此出，作佛也由他。

丹田元海

灵台湛湛似冰壶，只许元神在里居。

若向此中留一物，岂能证道合清虚？

炼己最初口诀

余曰：自古千圣万真之修道，必须炼己还虚之切要。夫己者，即本来之虚灵，是心中之元神。动者为真意，静者为真性。当未炼己之先时者，每被万事情欲之所劳，而为日用识神之当权，牵连眼耳鼻舌身意之同用，入于色声香味触法之熟境。若不先为勤炼，而其熟境难忘，神驰炁散，焉夺造化？欲炼精者，不得其精住；欲炼炁者，不得其炁来。药当生时，不辨其为时；候须炼终，不到其为终。药之将得，从己念而复失；炁之清真，从己念不清真。神要定静，而不定静；基要筑成，而无筑成。或遇喜惧，而即喜惧；或遇疑信，而即疑信。皆因未炼己之故也。古云："未炼还丹先炼性，未修大药先修心"，又云："不合虚无不得仙，能到虚无可炼丹"，即此义也。然必要炼己还虚之功纯熟者，则临时用功神意之有主宰也。

夫炼己之法，即观照本心，而心不为识神之所劳，而身不为物欲之所牵，万缘不挂，一尘不染，常教朗月耀明，每向定中慧照。时时保得此，七情未发之中；时时全得此，八识未染之体。外息诸缘，内绝诸妄，含眼光，凝耳韵，调鼻息，缄舌气，四肢不动，一念不起。使眼耳鼻舌身之五识，各返其根，则精神魂魄意之五灵，各安其位。二六时中，眼耳舌准，常要观听，对着此窍；行住坐卧，运用施为，常要心念，不离此窍。神光一出便收来，造次弗离常在此，不可刹那失照，亦莫率尔相违。先存之以虚其心，次忘之以廓其量。随处随时，无碍自在；至妙至要，先存后忘。此口诀中之口诀也。

夫古之圣真炼己者，寂淡直捷，纯一不二。以静而浑，以虚而灵。常飘飘乎，随处随缘安而止；性空空兮，无思无虑静而寂。不存既往、现在、未来三心，独留空洞、寂灭、朗明一性。醒醒寂寂，寂寂醒醒。形体者，

千峰养生集萃

不拘不滞；虚灵者，不有不无。不生他疑，了彻一性。目虽见色，而炼之内不受纳；耳虽闻声，而炼之内不受音；神虽感交，而炼之内不起思；身虽在尘，而炼之内不失醒。故冲虚子所谓"炼己还虚之功，惟在对境无心而已"。于是见天地人我，而无天地人我之相也；见山川草木，而无山川草木之迹也；见昆虫微尘，而无昆虫微尘之形也；见一切诸物，而无一切诸物之体也。万象俱空，杳无正照。一念无起，六根大定；一尘不染，万缘皆绝，此即本来性体之完全处也。且《清静经》所谓："内观其心，心无其心；外观其形，形无其形；远观其物，物无其物。三者既悟，惟见于空。观空亦空，空无所空。所空既无，无无亦无。无无既无，湛然常寂。寂无所寂，欲岂能生？欲既不生，即是真静。真常应物，真常得性，常应常静，常清静矣。"如此真静，渐入真道，直入于无为之虚境。如此谓炼己之功纯，则调药而得其所调，辨其时即得其真时，采药而药即得，筑基而基即成。行周天始终如法升降者，则用功而无错乱节序矣。结胎而胎必脱，炼性而性必成。必先能炼己纯者，而后能生灭绝己。故华阳禅师云："世之好金丹者云有不炼己而能成道者，谬矣。"西王母云："声色不止神不清，思虑不止心不宁。心不宁兮神不灵，神不灵兮道不成。"即此义也。

夫己在时刻勤而炼之，则修道而能成全功也。如若放荡，炼丹之时，则有走失之患；养性之时，则有妄出之危。已若不炼其道遥也，故用渐法而炼之矣。

盖炼己之渐法者，若见美色爱欲，不起邪念，而不动心；若见富贵荣华，即提正念，而不惑心。或目所见者，或耳所闻者，是为声色之魔；或心所思者，或意所虑者，是为阴私之魔；或见光中奇异宝物，是为妖魔邪魔；或化神佛来言祸福，是为外魔天魔。如此等魔，乃识神之所化，于是信认，即为魔之所诱。故见而不自见，闻而不自闻，知而不自知，认而不自认。依乎正念，魔不相干。又遇水火刀兵劫杀打骂等魔来，不可妄生恐惧惊动散乱之心也。欲知炼己魔难，详见《钟吕二祖传道集》第十七章《魔难篇》。

昔正阳祖，试十魔于吕祖，正念而不疑。

吕祖任他百般魔难，不生疑心，独立正念，后六十四岁，随正阳祖修道，卒能成道也。

又重阳祖，降百难于丘祖，苦志而不懈。

丘祖初到重阳祖会下，重阳谓邱饮稀粥，丘祖自知福力小，苦行七年，累遭魔难。当过二番死魔，二次飞石打折三根肋骨，又险死七次，曾折三番臂膊。任般魔难，苦志而不动心，自能决烈精修。

此得炼己性定之显案也。夫炼己之功，是最尊重乎。并书以励同志。

性命合一图

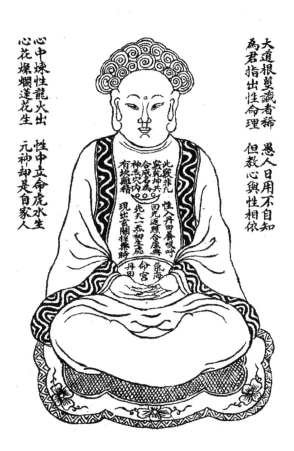

圖 一 合 命 性

大道根蒂識者稀
為君指出性命理

愚人日用不自知
但教心與性相依

心中煉性龍火出　性中立命虎水生
心花燦爛蓮花生　元神卻是自家人

大道根茎识者稀，愚人日用不自知。

为君指出性命理，但教心与性相依。

此窍非凡窍，乾坤共合成。名为神炁穴，内有坎离精。

性入丹田养吸呼，回光返照合虚无。
先天一炁初生处，现出玄关采药时。
　　　　气海、命宫、丹田。

心中炼性龙火出，性中立命虎水生。
心花灿烂莲花生，元神却是自家人。

性命合一口诀

盖性者，在先天处，曰元神，曰真意；在后天时，曰知识之神，曰思虑之神。夫命者，在先天处，曰元炁，曰元精；在后天时，曰呼吸之气，曰交感之精。此则是何谓也？性命分二说耳。即因父母未生之前时，原是太和一炁之天理，融融郁郁，薰薰蒸蒸，合而为一，无分其二。及其炁足胎圆，形动胞裂，犹如高山失足，团地一声，而性命到此分为二矣。夫性者，根分于心而藏之；命者，根分于肾而藏之。则性不能见其命，而命不能见其性。至其壮年用事之时，神识全矣，精炁盛矣。神藏于心，所动则为火也，乃火性轻浮上焰，发于七窍同用，便为思虑之神，逐日游而上耗也；精藏于肾，所动则为水也，故水性重沉下流，发于淫根漏泄，变为交感之精，每夜静而下耗也。二物所隔，八寸四分，自幼至老，莫能相会。耗尽者，鸣呼也。

故如来佛祖，发大慈悲，教人重造之性命，泄漏双修之法乘。将我心中之神，入于命宫之内，合而为一，以成真种。以虚无为体，以定静为本，待至时久功熟，忽然一机顿发，即非心也，亦非意也，是丹田炁之动矣，六祖所云"有情来下种"之时矣。且此时下手，则用心中之神火，凝入命宫之动水，用我息风，徐徐吹嘘，绵绵不绝而行之；令我意火，念念在兹，刻刻无间而照之。存乎中和，合乎自然，乃火因风而灼，水得火而煎。风火同炉，而命自固；水火浑融，而性自空。故水不下流，火不上焰，两相和合，而不外驰，岂不是性命合一矣？故《宝积经》曰："和合凝集，决定成就。"

夫和者，乃心中之阴炁去和肾中之阳炁，阴炁得此阳炁则有安心立命之所，故曰和矣。合者，是肾中之阳炁承受心中之阴炁，阳炁受此阴炁则有收敛坚固之体，故曰合矣。

玉吾仙师曰："内炼之道，至简至易，惟欲降心火，入于丹田耳。肾属水，心属火。火入水中，则水火交媾，而后有药之可采。"华阳禅师曰："谷精火到风吹化，髓窍融通气鼓煎。物举潮来神伏定，情强性烈意和牵。"觅元子所曰"外肾欲举之时，即是身中活子时。"

外肾举者，非有念而举，即炼己之功纯熟自然而举也。若有念而举者，是为浊水则成幻丹也。

真阳仙翁曰："先天之炁藏炁穴，虽有动时犹无形。依附有形而为用，但因始呈即始觉。"守阳真人曰："凝神入于此炁穴，神返身中炁自回。"《入药镜》曰："起巽风，运坤火。"

巽风喻呼吸，坤火喻元炁。元炁不得呼吸吹运，不能成药。

《黄庭经》曰："呼吸元炁以求仙。"

呼吸者，后天气也。元炁者，先天气也。

先后二天之炁，原有兼用之法。若不兼用，元炁顺出，不能成丹而为药矣。栖云仙师曰："人吃五谷，化为阴精。若不曾用风火煅炼，此精必在里面作怪。只用丹田自然呼吸，合意吹动其中真火，水在其上，火在其下，水得火煎自然化炁。则炁上腾，融郁薰蒸，传透一身之关窍，流通百脉之肌肤，烧得里面鬼哭神嚎，将阴神炼尽，而阴魔消散矣。"

觅元子所曰："夫阴精者，五谷饮食之精。若非巽风坤火猛烹极炼，此精必在身中思想淫欲，搅乱君心。务要凝神合炁调息，而使橐籥鼓风，则风吹火，烹炼阴精，化而为炁。其炁混入一身之炁，此炁再合先天之炁，然后先天之炁，再从窍内发出而为之药也。"

华阳禅师曰："自始还虚，而待元精生。以神火而化，以息风而吹。以静而浑，以动而应，以虚而养，以无而存。则调药之法得矣。"又《慧命经》曰："自始凝神，返照龙宫，浑然而定静。以双忘而待动，以意炁而同用，以神火而化，以息风而吹。以武而炼，以文而守。久久薰蒸，刻刻无间，意炁两不相离，则和合凝集之法得矣。"

予曰："当凝神之时，用文火之法，外念不入，内念不出，空空洞洞，潇潇洒洒，不着不滞，勿忘勿助。存神于内，守意于中，含光默默，调息绵绵。不息而嘘，不存而照，既照则忘息忘意，既忘则如虚如无。但忘息即不能以火薰之，而用息即是不忘。息无不泯之谓嘘，欲嘘不觉之谓忘。但忘意即不能以神照之，而用意即是不忘。意无不存之谓照，欲照不悟之谓忘。忘与照，一而二，二而一也。息随意，嘘而存，存而嘘也。当嘘之时，其气绵然，未尝不息；当息之时，其风微然，未尝不嘘。当忘之时，其心湛然，未尝不照；当照之时，其意浑然，未尝不忘。忘照纯一，意息无双，自然定静。虚无合体，我不知有身，身不知有我。如是真忘、真照、真息、真嘘之文火，何惧真种而不得生也哉？"

修道全指

采取封固图

圖固封取採

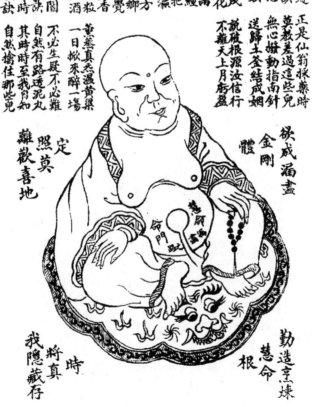

一陽初動漏遲遲
速速用功依口訣
一陽初動本無心
仔細臨爐分老嫩

正是仙翁採藥時
莫教差過這些兒
無心撥動指南針
送歸土釜結成姻

就破根源汝信行
不離天上月虧盈

憑他扶我上天梯一把
進退如斯合聖經
抽添遲違等分銖兩
要奪人間真造化
若無火候道難成

此是上天梯一把
城眉現處是他鄉
色中無色慶光覺
身外有身道更香

便取元陽為丹粒
其間釀成長生酒

先取元陽即元關
正好臨時依口訣
一陽初動是其時
謹依師指臨爐訣

一陽初動即元關
不必生辰不必難
一日掀來醉一場

黃婆真意溫黃粱

定
照莫
離歡喜地

時
將真
我隱藏存

铁成漏盡
金剛
體

勤造烹煉
慧命
根

慧照漏盡
命門

一阳初动漏迟迟，正是仙翁采药时。
速速用功依口诀，莫教差过这些儿。

一阳初动本无心，无心拨动指南针。
仔细临炉分老嫩，送归土釜结成姻。

若无火候道难成，说破根源汝信行。
要夺人间真造化，不离天上月亏盈。

抽添这等分铢两，进退如斯合圣经。
此是上天梯一把，凭他扶我上蓬瀛。

偃月之炉在那方，蛾眉现处是他乡。
色中无色尘先觉，身外有身道更香。

先取元阳为丹粒，薰蒸真炁温黄粱。
其间酿成长生酒，一日掀来醉一场。

一阳初动即元关，不必生疑不必难。
正好临时依口诀，自然有路透泥丸。

一阳初动是其时，其时时至我自知。
谨依师指临炉诀，自然擒住那些儿。

慧命、命门
漏尽之路

欲成漏尽金刚体，勤造烹炼慧命根。
定照莫离欢喜地，时将真我隐藏存。

采取封固口诀

盖采取者，待阳机之发动，向熟路之漏尽。

古德谓之活子时，即此药生之时也。

以我真意宰之，用我真息摄之，或用息数迎之，候外肾倒止之。当用呼吸之机时，我从阴跷之迎归，起阖辟之消息，明二炁之兼用，则元炁自归炉。用武火而煅炼，以意定而为火，以息嘘而为风，熔灼一时，淫根自缩，漏尽之资，化尽为炁。放心安容，依然无事。

夫机之发动，即炁之发生，而内实有漏尽之资，向外化为有形之精。若不在此煅炼，则必牵累身心。以丹田为炉，以阖辟为箱，以神为火，以息为风，以风而吹火，以火而化物，以暖信为效验，以畅快为无事。久久煅炼，刻刻薰蒸，则机自死，淫根自断。断性一无，身心太平。三种淫事，无所是有。与佛菩提，何难望哉！此武火之采也。

仍在炉中，用文温养。不存而守，不息而嘘。一时一刻，惺惺不昧；一往一来，绵绵不绝。息息归根，念念在兹。凝神聚炁，收视返听。闭塞其兑，筑固灵株。一念不生，一意不散。而丹田之氤氲，如炉中之火种。古云："火从脐下发，水在鼎内烹"，合此义也。

此文火之封也。

夫封固者，定水源之清真，辨药物之老嫩，察无过之不及。候效验之景到，然后可行周天之法轮耳。

盖水之清浊、药之老嫩，由封固之候辨之。夫清源之景者，一念无生，万缘顿息，浑浑沦沦，如太极之未分；溟溟涬涬，如两仪之未兆；湛然独存，如清渊之印月；寂然不动，如止水之无波。内不觉其身体，外不知其宇宙。正是虚极静笃，则源发是清；未至虚极静笃，则源发是浊。清者用之，则成真丹而成仙；浊者用之，则成幻丹而成病。夫老者，炁发之过而散，则采而不升也；而嫩者，炁发之微不足，则采亦不升也。故必须候效验景到，而可采也。则行周天药物，而无过不及也。

且静之极，未至于动，则阳将复，未离于阴。此时，太极将判未判之间，论其形容妙景之发，冥冥然如烟岚之罩山，濛濛然如雾气之笼水，霏霏然似冬雪之渐凝，沉沉然似浆水之渐矼。混混沌沌，默默昏昏，不觉入于虚无灭尽之境，念虑存想，莫不化之。则念中无念，而意中无意，空空洞洞，寂寂静静，有如入于无为窈冥之中。天地人我，莫知所之，则形无其形，而心无其心，如沐如浴，如醉如痴。

古云："时至物灵，丹田薰蒸，炁发心觉，周身融郁。苏绵兮渐至十指，快乐兮畅于四肢。吾身自然耸直，如岩石之峙高山；吾心自然虚静，如秋月之澄碧水。俄顷毫窍痒生，肢体苏麻如绵，自然身心快乐，阳物勃然举起矣。忽然一吼，呼吸顿息。神炁如磁石之相翕，意息如蛰虫之相含。神不肯舍其炁，炁不肯离其神，相亲相恋，纽结成团。而元关之顿变，如妇人之受胎，呼吸偶然断，身心乐容腮，神炁真浑合，万窍千脉开。其中景象，难可以言语形容。"歌曰："奇哉怪哉，其间造化，不可以妙义胜比。默云美矣畅矣，少焉恍恍惚惚，心意复灵，呼吸复起，倏然活活泼泼，元窍之炁，发生之行。上通乎心宫，下通乎阳关，后通乎督脉，前通乎任脉，中通乎冲脉，横通乎带脉。上后通乎肾，上前通乎脐。动于肾管之根，行于毛际之间。似施似翕，而实未见其施翕；如泄如漏，而实未见其泄漏。快乐无穷，苏畅全美。"所谓"一阳之初动，而有无穷之消息"，真炁旋动，元关透露。邵康节所云："恍惚阴阳初变化，氤氲天地乍回旋。中间些子好光景，安得功夫入语言。"又云："忽然夜半一声雷，万户千门次第开。若识无中含有象，许君亲见伏羲来。"

所谓炁满，任督自开，而其运行，道路自有。溶溶兮如山云之腾太空，霶霶兮似膏雨之遍原野，浧浧兮如春雨之满汉泽，液液兮似河水之将流释。散则透于周身，为百脉之总纲；聚则合于先天，真乙炁之虚无。此乃至清至真之正子时，实则至虚至灵之真景象也。外用张果老倒骑驴之法，以固其体；内伏神炁封固停息之候，以守其中。

此乃入中宫之沐浴，而是运周天之起首，则当起火，以行周天。

而神炁俱伏于炁穴，用柔温文火以先引，则金有旋机，而火可当长。周天之武火，自此而用起，全赖炁穴之神权，合驭二炁之徘徊。运动坤火，

修道全指

往下而行，能使金水，通督而进。鼓吾之橐籥，加用之武火，而性斡运于内（内即中宫），而命施化于外（外即道路），内外融通，脉络开舒，命自然听于性，性自然持于命。内起阖辟之消息，外依斗柄之循环，立定天心之主宰，徘徊辐辏之运转。合神炁之行住，知火候之起止，则其法轮之妙运，而有周天之度数。要识升降之规则，详参下文之明白。

六候煉丹圖

天上分明十二辰
人間分作煉丹程
若言刻漏無憑信
不會元機藥不成
潝然如雲霧之四塞
颰然如風雨之暴至

欲問金丹大藥功
教君遠裡覓原因
法輪吸轉朝天駕
消息呼來往地迎
焚火周天原此穴
運行沐浴有歸根
常將火養長生窟
精神冥合如
夫婦之交接
檢點明珠不死門

子午真機卯酉同
升降息數週三百
恍然如晝夢之初覺
渙然如沉痾之脫體
行藏沐浴往來中
運轉先天造化功

分開佛祖源頭路
悟透玄關消息地
黃中暗得蘇通理
疾痛沉痾俱脫體
現出西方極樂城
休忘白脈法輪行
正位后存允執中
道達快樂得仙真
骨肉融和如
澡浴之方起

乾　天宮
午　未　巳
六候　五候　四候　三候
日　月
酉　戌　亥
卯　寅　丑
子
坤
一候宮
泰闥
主宰天中心玄關
闢闔篇
沐浴
坤
修道全指
583

天上分明十二辰，人间分作炼丹程。
若言刻漏无凭信，不会元机药不成。

子午真机卯酉同，行藏沐浴往来中。
升降息数周三百，运转先天造化功。

瀚然如云雾之四塞，飒然如风雨之暴至。
恍然如昼梦之初觉，涣然如沉疴之脱体。

欲问金丹大药功，教君这里觅原因。
法轮吸转朝天驾，消息呼来往地迎。
发火周天原此穴，运行沐浴有归根。
常将火养长生窟，检点明珠不死门。

分开佛祖源头路，现出西方极乐城。
悟透玄关消息地，休忘百脉法轮行。
黄中暗得苏通理，正位居存允执中。
疾病沉疴俱脱体，逍遥快乐得仙真。

精神冥合，如夫妇之交接。
骨肉融和，如澡浴之方起。

六候炼丹口诀

前图表药物之清真，此图表升降之法程。周天法轮，由此六规而用运；金丹大药，自此六候而炼成。论其玄功，乃先天后天并运之妙法；定其规则，有乾策坤策生成之息数。论其间文武之火功，有专文专武，有不文不武，有用文兼武，有用武带文，此用周天文武火之专变也；论其中沐浴之秘法，有息中沐浴，有规中沐浴，有四正沐浴，有归根沐浴，此运周天沐浴法之不一也。先明候有行住起止之机，次知火有先后缓急之用。然则周天升降之火候，待其真炁发旺之正时，而起后天之呼吸，吹逼先天之真炁。则先天真炁升降，因后天吸呼吹运，乃后天吸呼有太过不及之弊患，则先天真炁有聚续散断之不应。故定三百息有数之火符，虚定六十息无数之沐浴。须在四正而用抽补，方得真炁运行不绝；须应刻漏而作凭信，方得火候无过不及。合十二时之阴阳，全一周天之道度。然而后天气吸，则先天炁升焉，升于乾，是为采取也；然而后天气呼，则先天炁降矣，降于坤，是为烹炼也。

觅元子所曰："乾坤阖辟之理，阴阳运行之机，一吸则自下而上子升，一呼则自上而下午降，此一息之升降也。"故《易经》云："阖户谓之坤，辟户谓之乾。一阖一辟谓之变，往来不穷谓之通。"

广成子曰："人之呼吸反复彻于蒂，我之真炁相接合于意。"一吸则天气下降，一呼则地气上升。外面之气降，内面之炁，则过我而升；外面之气升，内面之炁，则过我而降。故冲虚子云："当吸机之阖，我则转而至乾，以升为进；当呼机之辟，我则转而至坤，以降为退。"盖乾者，首也，为天，故位在上；坤者，腹也，为地，故位在下。阖辟者，内外呼吸之元机，吸机之阖固是下，然而内里之机要上，上者自下而升至于乾，为进阳火，为采取；呼机之辟固是上，然而内里之机要下，下者是上而降至于坤，为退阴符，为烹炼。此即内外阖辟周天之秘机也。

萧紫虚曰："乾坤橐籥鼓有数，坎离刀圭采有时。"盖乾坤乃天地之定位，橐籥即鼓风之消息。奈何真炁不能自反复于乾坤，微赖真意，而能用橐籥以吹运，乾坤即橐籥之体，坎离即橐籥之用。所以乾呼返吸于坤，坤吸返呼于乾。故乾坤乃坎离之体，内呼吸即坎离之用。人能明乎内呼吸，则橐籥自鼓，而乾坤自运矣。有数者，即升降三百息也。坎离者，即心神肾炁也。刀圭者，喻神炁浑合也。有时者，即阳炁生时也。

予曰："盖升督脉之候，须合乾策之数。乾之阳爻九用，阳之时规四撰。每一规时，乘得四九三十六。共六阳时，积得二百一十六。自子至巳，内除卯沐，不用阳数，而乾实得一百八十。自地至天，而喻升候，所进阳火，而用每规三十六息。夫降任脉之候，须合坤策之数。坤之阴爻六用，阴之时规四撰，每一规时，乘得四六二十四。共六阴时，积得一百四十四。自午至亥，内除酉沐，不用阴数，而坤实得一百二十。自天至地，而喻降候，所退阴符，而用每规二十四息。"

朝元子师曰："劝君穷取周天数。"曹还阳师曰："颠倒阴阳三百息。"希夷先生曰："三十六又二十四，周天息数同相似。"守阳真人曰："子行三十六，积得阳爻一百八十数；午行二十四，积得阴爻一百二十数。"同上合一义也。

"及其卯酉用沐浴，而子午亦然矣。至于归根用温养，而闰余成岁矣。"

夫子午卯酉，为身中四正之时，须用沐浴而定真机。察阴阳之动静，用火候之更易，则火有先后缓急之用，而候有行住起止之机。在此四正，而所定也。子乃阴极阳生之时，故用沐浴而养阳炁之旺，审察采取之候；卯乃阴中阳半之时，而得中和，故去武火之功，审察默运之候；午乃阳极阴生之时，故用沐浴而养阴液之旺，审察烹炼之候；酉乃阳中阴半之时，亦得中和，亦去武火之功，审察薰蒸之候。闰余即周天火毕之时，归还下田，温养元炁，审察再生之候。沐浴即文火吹嘘之法，默运薰蒸，温养真炁，审察不绝之候。故履道云："十二时中，毋令间断。"俞玉吾云："天道无一息不运，丹道无一息间断。"伍虚子云："世称沐浴不行火，且道吹嘘寄向谁。要将四正用抽补，才得金丹一粒归。"又云："洗心涤虑，为沐浴之首务；二炁不动，为沐浴之正功。真炁薰蒸，是沐浴之大义；氤氲苏畅，是沐浴之仙机。"然其用只在绵密寂照之功矣。定其位即是死而不动之义也，然则其炁因静而生动，因动而默运，则其沐浴之法，而合义矣。

曹真人曰："十二时中，时时皆有阳火阴符。凡进则曰进阳火，凡退则曰退阴符。亦以阳用者曰火，亦以阴用者曰符。"

十二时者，即身中运周天之时也。自子至巳，为进阳火时；自午至亥，为退阴符时。进则为升，退则为降，故进则曰进阳火，而退则曰退阴符。夫时时皆有阳火阴符者，不在沐浴之时，亦有沐浴之候。故阳用者曰火，而阴用者曰符。华阳师曰："凡进火之时，后天气进，则谓之阳火；后天气退，则谓之阴符。"凡阳火阴符沐浴归根者，皆是借后天呼吸之气，以为周天度数法则也。若无其呼吸，则不成阳火阴符沐浴归根。

抑且进阳火之六时，而有暗藏退符息火之机；但其退阴符之六时，亦有暗藏阳火停符之机。盖进火时，后天气有吸进呼退之机，就呼退时，用沐浴法，防其真炁随呼回降。古圣所谓"可升之时，而无可降之理"，即此义也。此谓进火六时，暗藏阴符息火之秘机也。夫退符时，后天气有呼退吸进之机，就吸进时，用沐浴法，防其真炁随吸回升。先圣所谓"可降之时，而无可升之理"，即此义也。此谓退符六时，暗藏阳火停符之秘机也。

予续联云："三百息中，息息皆有进退沐浴。凡进则藏息阳火，凡退则藏停阴符。亦以进处者藏浴，亦以退处者藏沐。"

三百息者，即身中运周天之息也。息息皆有进退沐浴者，退沐浴，用在子进阳火时，后天气呼处也；进沐浴，用在午退阴符时，后天气吸处也。故《悟真注疏》云："子进阳火，息火谓之沐浴；午退阴符，停符谓之沐浴。"息阳火，停阴符，而谓沐浴，俱在此二处也。盖息火停符者，皆是停住后天之武火，非是停住先天之不行；停住其中之有作，而行自然之妙运。抑且先天阳阴之炁，只有恍惚杳冥薰蒸氤氲之象，须借后天呼吸之气，以立阳火阴符沐浴归根之法，而运转先天真炁之义。无散乱、断绝、不应之患，则周天方有时刻度数，用火候可以无过不及。佛宗云"善于行火"者，合此义也。

自督阳脉而进火，有六阳时之规则。每规三十六息，每息一吸一呼。而吸呼之间，即生杀之门，有升、退、停三位之机，用武、文、沐三个之火。须待真炁恍惚而斡旋，是正子时。初规而起息，先用文火之引导，后用武火之逼升，再兼文武之并用，可得真炁之升长。因吸极而回呼，则真炁随呼降，为真阳之杀处，用沐火之载养。

进火者，即起火采取真阳从督脉上升也。规则者，即乾策四九息数在阳时所用也。自子至巳为六阳时，除卯沐数不同乾用，其余每时三十六息，合为一规。其用每升一吸一呼，合为一息。其吸呼进退之间，是阳升生杀之门。盖升、退、停、武、文、沐之火候者，即先后天吸呼间之所用也。升者，即先天炁发生旺时，用后天气吸逼上升，为明进阳火，所用武催也。退者，即后天气吸极回呼，则先天炁随呼下退，为暗退阴符，所用文摄也。停者，即先天随后天之退，用神意摄真炁合停，为暗停阴符，所用沐养也。按上文曹真人云"时时皆有阳火阴符沐浴者"，即此义也。恍惚者，乃玄关一窍之透露，即真炁生旺之旋动，为正子时药产之景到，是正一阳初动之消息。其妙无穷，其乐无比，即《易》所云："九二利见大人，君德之象也。"当起武火吹逼真阳，从督脉中采取进升，是正子时。

初规起息，用后天气进火起首，但观炁之形容，多有盛衰。而用火之玄妙，随机应变。若炁当旺，徒用文火烹养，不用武火逼升，则真阳发生之炁不升也。若炁将衰，专用武火逼升，不带文火调养，则真阳当升之炁不续也。或起太明觉之念，专在法诀，不在元机，是为法之所缚，真炁自散也。或升逢阻塞之处，专用武逼，不用文引，是为火之妄用，真炁亦散也。真阳上达，专用武吹，不带文烹，则炁渐散矣；真阳下堕，专知用火，不知沐养，则机自败矣。是以炁旺遇阻，先用文火柔引，而带武火逼之；及其炁旺逢斡，则用武火，吹逼旋机，可当长之；若遇炁旺顺行，用武而兼文升；若得炁行中和，用文，而独默升。若随后天气之回呼，为真阳堕落之杀处，须神火之扯摄，用沐火之载养。盖沐浴者，即真炁逢杀所用之天机，是绝处逢生至要之妙法。予撰此节妙义之用者，专详升候吸呼之息也。

自任阴脉而退符，有六阴时之规则。每规二十四息，每息一呼一吸。而呼吸之间，即生杀之门，有降、进、息三位之机，用武、文、浴三个之火。因得真液杳冥而待动，是正午时。初规而起息，先用文火之引导，后用武火之逼降，再兼文武之并用，可得真液之降长。因呼极而回吸，则真液随吸升，为真阴之杀处，用浴火之覆养。

退符者，即起符烹炼真阴从任脉下降也。规则者，即坤策四六息数在阴时所用也。自午至亥，为六阴时，除酉浴数不同坤用，其余每时二十四息，合为一规。其用每降，一呼一吸合作一息。其吸呼往来之间，是阴降生杀之门。盖降、进、息、武、文、浴之火候者，乃先后天呼吸间之所用也。降者，即先天炁发生旺时，用后天气呼逼下降，为明退阴符，所用武催也。进者，即后天气呼极回吸，则先天炁随吸上进，为暗进阳火，所用文摄也。息者，即先天随后天之进，用神意扯真炁而息，为暗息阳火，所用浴养也。

抑上文予续联云："息息皆有进火退符沐浴者"，即此义也。杳冥者，即动极复静，真阴之景象也。古云："恍恍惚惚，其中有象；杳杳冥冥，其中有精。"又云："恍惚之中寻有象，杳冥之内觅真精。"盖真阳动则生恍惚之景，真阴静则入杳冥之象。待动者，即真阴杳冥之静时，用文火温养之待动，待其真液之生旺，审察起符之火候。古圣所云"午候一阴生"，即动极复静之义，故用文温养，乃静极复生之理。

凡行周天十二时之中，每时有阳动阴静之候。阳动所用武火吹逼升降，阴静所用文火温养沐浴，而文武火之用，即在其中矣。盖武火者，即呼吸之气，急重吹逼采取烹炼也。而文火者，即呼吸之气微轻导引沐浴温养也。夫文武火之所当用者，随观炁候动静衰旺也。须当活法随机应变，须欲丝毫，不可错用。或专用文火者，则文火专用之；或专用武火者，则武火专用之；或用不文火者，则不文火用之；或用不武火者，则不武火用之；或用文兼武者，则文兼武用之；或用武带文者，则武带文用之；或宜先者则先之，或宜后者则后之；或宜缓者则缓之，或宜急者则急之。其妙用莫测，而言之难甚。须欲自性默悟细思，令会其炁，用合自然，方得真炁升降，运而不绝也。

按伍真人云："文柔之候，用进而升；武刚之候，用降而退。文不过柔，武不过刚。刚变而柔，柔变而刚。升而不离二炁，降而能顺四时。"合此义也。故华阳师曰："火候当行，神炁亦当行；火候当住，神炁亦当住；火候当起，神炁亦当起；火候当止，神炁亦当止。炁依神而行，神依炁而住。神行则炁行，神住则炁住。"又云："行于黄赤，住于生杀。起于虚，止于危。"此节前半注专详降候之理，后半注升降并详之义。

凡初从子时而采取，须合神炁而进升，则后天气之下吸，而先天炁之上升。

夫先天炁赖后天气下吸而上升也。

则后天气吸极而回呼，防先天炁随呼而回降。

即先天真炁随从后天呼气回降也。

是升时之逢降，用秘密之天机，就在于回呼之转处。而内用沐火之神机，乘载先天之炁，摄住妄堕之机，则后天气吸而再吹，而先天炁升而不绝。必须每息如斯而行，方得中炁斡旋而升，数足三十六息，积乘子时一规。此为升候之吸呼，一时之规则。而其升用之规模，每时之如斯，乃升丑时第二规。亦用如斯之法升，数足三十六息，积乘丑时二规，乃升寅时第三规。仍用前时之法升，数足三十六息，积乘寅时三规，乃升卯时第四规，即是沐浴之本候。虽是无数之规，亦有火符之功。但以真炁薰蒸之机，而其默运吹嘘之升，虚合三十六息，积乘卯时四规，乃升辰时第五规。须依丑寅之息法，数足三十六息，积乘辰时五规，乃升巳时第六规。亦用前息之法升，数足三十六息，积乘巳时六规，而为乾阳六时之规则，共得一百八十之息数，乃升至午时而烹炼，须合神炁而退降。则后天气之上呼，而先天炁之下降。

夫先天炁仗后天气上呼而下降也。

则后天气呼极而回吸，防先天炁随吸而回升。

即先天真阴随从后天吸气回升也。

是降时之遇升，用秘密之天机，就在于回吸之转处。而内用浴火之神机，布覆先天之炁，扯聚妄升之机，则后天气呼而再吹，而先天炁降而不绝。必须每息如斯而行，方得中炁斡旋而降，数足二十四息，积乘午时一规。此为降候之呼吸，一时之规则。而其降用之规模，每时之如斯，乃降未时第二规。亦用如斯之法降，数足二十四息，积乘未时二规，乃降申时第三规。仍用前时之法降，数足二十四息，积乘申时三规，乃降酉时第四规，即是沐浴之本候。虽是无数之规，亦有符火之功。但其真炁氤氲之机，而其默运吹嘘之降，虚合二十四息，积乘酉时四规，乃降戌时第五规。须依未申之息法，数足二十四息，积乘戌时五规，乃降亥时第六规。亦用前时之法降，数足二十四息，积乘亥时六规，而为坤阴六时之规则。共得一百二十之息数，复降丹田之原根。仍用沐浴之温养，即闰余成岁之候，为周天模范之理。

候阳炁之再发，即明天之子时。

共得升降三百息之火符，虚凑卯酉六十息之无数，加归根之闰余，乘周天之全度。

夫周天本有三百六十五度有零，故加卯酉闰余之数，合成周天全度也。

凡有阳动，必炼一周，则火易足，而速止也。

伍真人曰："凡遇阳炁之所动，必须采炼之一周，使之机动而复动者，炼其炁周而复周也。因动而复炼，因炼而复周。如此周炼，其火可以易止。若不周炼，其火不能速止。"

如斯周积，不过百日，则精不漏而返炁矣。

百日者，大凡也。年少者与工勤者，则成之速也；年老者与工怠者，则成之迟也。岂可定其日期？总以止火景至为主。

萧紫虚曰："防火候之差失，忌梦寐之昏迷。"

时至药生，而神不觉采取，则当面错过矣。采药有候，而神不知其候，则真炁走失矣。或当起火而法不明，或多昏睡而神不灵；当进火不知进火，当退符不知退符；知进火不知起止之地，知退符不知起止之处；当沐浴不知沐浴，当归根不知归根。黄赤二道，茫然不见；循环火足，景到茫然，不知当止，俱失造化之机缄矣。此乃小周天，百日之危险，一路甚多，皆因差失火候，神意昏迷而不知也。故正阳翁所云"果然百日防危险"者，防此危险也。能知防危虑险者，而火可以速止，而景可以速到，则采大药之候，而必得矣。

正阳翁云："丹熟不须行火候，更行火候必伤丹。"萧真人云："切忌不须行火候，不知止足必倾危。"紫阳真人云："未炼还丹须速炼，炼了还须知止足。若也持盈未已心，不免一朝遭殆辱。"崔公《入药镜》曰："受炁吉，防成凶，火候足，莫伤丹。"此皆言小周天之造化，火到丹熟止火之时候也。《翠虚篇》曰："西南路上月华明，大药还从此处生。"

西南即坤地，喻丹田也。月华喻炁发之光辉也，自目至脐，一路皆有虚白晃耀之发也。是阳炁上达，所丽于目，如月华之明也。则外肾如马阴藏相之形，是龟缩不举之明证。而内肾有放光动地之景，是阳光发现之明证。别外有景，在于眉间，待至二现三现之发，乃是火足止火之候也。

伍真人曰："两眉之间，号曰明堂，即阳光发现之处，定火足当止之候。"按阳光之发时，如电光之所掣，虚空生白，暗地见针是也。当炼精之时，即有一现之景，而斯时之际，则火未全之候，乃淫根之不缩，是火候之不足。仍待阳炁之复生，即当采运之周天。须至采炼，而至多番，周而复周，静而复静，务期圆满，三百妙周天之限数，当宜入定，培养其真阳之发辉，静候阳光，而之二现。及其静定，而之极时，忽然眉间又掣电光，虚室生白，暗地见针，此为阳光二现是也。夫阳光既有之二现，则阳炁可定于炁根。

到此之时，阳关已闭，无窍可通。淫根不举，如龟之缩，无精可炼，火候乃足，则当止也。

总有动机，亦去其火，惟宜入定，培养真阳，静候阳光，而之三现。及其虚静，而之极时，忽然眉间又擎电光，虚空生白，黑地见针，此为阳光三现是也。

则真阳团聚，而大药纯乾，方得阳光三现景到，则其炁根之内，已有大药之可采也。

要知火足止候，令观景兆眉间。当自二现为始，而至三现为终。

若是至于四现，则真精阳炁而溢出于外，化为后天有形之精矣。此由不依止法，妄自行火之过耳。不知三现之时，已有大药而可采也。

附药产逐节景验歌：

按《众喜粗言》之为证。

虚极静笃待药生，外肾举动龟头伸。
名曰一阳初发动，回光返照起巽风。
呼吸往来须勤采，采归炉内气穴存。
绵绵息息炉中炼，自鼓自扇息归根。
犹如风箱吹炉火，烧得精化为炁行。
神呼气来气归窍，无孔箫吹两头音。
须微意入动气处，招摄动气静归宫。
动则施功静安睡，强健煅炼猛火烹。
龟缩即止宜静养，丹田温暖融和生。
气若往外神亦往，故要心意定不昏。
必要专心用诚意，不起毫念不染尘。
药若归炉要封养，温养沐浴封固勤。
温养即是沐浴号，沐浴即是寂灭心。
封固令药不外驰，定息巽风入定神。
了心了意定坤位，再候药生发意升。
倘有微欲外肾动，切莫煅炼采取行。

恐成幻丹胎难得，虚极静笃生是真。
外药来是龟梢痒，犹如走泄一般形。
要用炉火风箱扯，火烧精化往上升。
急用武火过鹊桥，搬运意引上天庭。
神气冲和过关去，灵霄温养文火行。
阳极阴生降鹊桥，仍用文火顺下勤。
中田依旧文火照，薰蒸安排把丹成。
再候消息药又来，照前施功再调行。
调至精满有验到，二目金光小药生。
雷鸣一声真气跳，脑后铃响耳风声。
气穴犹如汤火热，暖气推出阳关门。
回到丹田至尾闾，趱来趱去腿腹存。
如浴初起暖气融，此不老嫩药当令。
正好采取周天运，久久内照行莫昏。
运行周天心息依，不可太速太迟行。
须依乾九坤六数，进火退符为章程。
运上乾宫交媾罢，复下坤宫归原根。
运罢河车君再睡，来朝依旧接天根。
又言丹田真炁发，必须炼一周天身。
炼精不动龟头缩，文火温养静候辰。
薰蒸静候阳再发，周而复始现光明。
自目至脐光虚白，周天运动如车轮。
不运周天火难止，大药难生功难盈。
炼到元精不动止，行住坐卧念莫生。
静候眉光如电发，候至二现恐气生。
不可采取再宜静，候至三现可采勤。
专视中田七日采，下田灵苗自然生。
大药初起形如珠，二肾热如滚水淋。
丹田犹如猛火炽，脑后雷鸣耳后风。
一声迸响药即至，此时大药应验奔。
欲知河车超脱法，下文详注甚分明。

大藥過關服食圖

大藥之生有時節
精神相媾合光華
嬌嬈流下噴泡裝
急須閉目往太玄
採時用目守玄關
謂之瞻理腦升玄九

夜末子初正半月
一悦恍惚惚生明
火運陽來且休泄
下左上升尾閭穴
右邊放下復疑歇
再起折

釋迦挽起一箭穿透九重之鐵鼓

六六數足藥升乾
須開關門以退火
右上左下方嬶佳
此是天然真火候
也無法堂與曬朔
異名剪除臂喻掃

陽極陰生往右遷
目光下曬守坤田
三八數足一周天
自然升降自抽添
只斯兩句是真詮
也無沐浴共長篇

達摩折來一蘆渡過九江之熊山

天堂宮　泥丸宮　乾坤田　上鵲橋之法點　玉爐關　玉柱　主膧　玉津　五龍捧聖　膣泉鍾　黃芽穿脈　心　絳宮　腎象系　肺象系　黑宮化　夾脊關　中真田　道輪胎　鉛法成　生門命門　臍　密戶　坤鼎金爐　幽關　下丹田　陽關尾閭道　下鵲橋之法點　尾閭關

大药之生有时节，夜末子初正半夜。
精神相媾合光华，恍恍惚惚生明月。
媾罢流下喷泡然，一阳来复休漏泄。
急须闭在太玄关，火逼药升尾闾穴。
采时用目守泥丸，垂下左上且凝歇。
谓之瞻理脑升玄，右边放下复起折。

六六数足药升乾，阳极阴生往右迁。
须开关门以退火，目光下瞩守坤田。
右上左下方凝住，三八数足一周天。
此是天然真火候，自然升降自抽添。
也无弦望与晦朔，也无沐浴共长篇。
异名剪除譬喻扫，只斯两句是真诠。

释迦挽起一箭穿透九重之铁鼓，
达摩折来一芦渡过九江之熊山。

大药过关服食口诀

昔伍真人授吉王太和曰："如是阳光，既到三现之时，纯阳真炁已凝聚于鼎中，但隐不出。采用七日之功，始见鼎中火珠呈象。只内动生，不外复驰，故名真铅内药，又名金丹大药，别名火中金莲，异名水里玄珠。则其喻名虽多，只一真精阳炁，即七日来复之义也。"盖初采而言呼吸之火，须任火而候自然之运，绝不着意于火，亦不驰意于火。此乃先天纯阳之炁，能生后天真息之火，则火与药同根而生，故言其药不言其火，而火只在其中，方合玄机之火。此时用火，当宜入定，而用眸光专视之功。且日间用双眸之光，专视中田；而夜间用双眸之光，收留不息。如是之采，大药自生。《阴符经》曰"机在目"者，即此义也。

盖采生之理，有四说焉：

一曰交媾而后生者。心中元神，属无形之火；肾中元炁，属无形之水。盖心中无形之火神，乃因眸光专视得凝于上，则肾中无形之水炁，自然薰蒸上与元神交媾，而无上下间隔矣。且无形之水火，既于上之交媾，则积久纯阳真炁，乃自然团成大药，而形如火珠，发露于下矣，如天地氤氲，而万物化生。盖无形生有形，自然之理也。古云："玄黄若也无交媾，怎得阳从坎下飞"，即此义也。

二曰勾引而后生者。双眸之光，乃是神中真意所寄。眸光所至，真意则生。真意属土，即中宫之黄婆，为勾引之媒妁。黄婆勾引于上，则大药自相随，而出现于下矣。古云："中宫胎息好黄婆"，即此义也。

三曰静定而后生者。元神因眸光专视，凝归于上之本位而得定机，则元炁亦凝归于下之本位而得定机。神炁俱得定机，由是元炁成形，因定而生动，只动于内，而生于内矣。古云"采真铅于不动之中"，又云"不定而阳不生"，即此义也。

四曰息定而后生者。此后天自运之火，与先天元神之炁，每得定机也。盖先天元神之炁，乃因眸光专视而定于上之本位，则后天自运之火，亦因神炁伏定而归于下之炁根。则各有所归依，而无上下运行矣。真息一定，大药自然生；真息不定，大药必不生也。古云"定息采真铅"，即此义也。

此四说者，皆以眸光为招摄，故其生之意，乃尔也。

昔丘祖传一偈曰："金丹大药不难求，日视中田夜守留。水火自交无上下，一团生意在双眸。"旨哉此偈也。

须知大药生时，六根先自震动，只知丹田火炽，两肾汤煎，眼吐金光、耳后风生、脑后鹫鸣、身涌鼻搐之类，皆得药之景也。大率采药至三四日间，真意定未极时，得药六景，次第而现。若是采药至五六日间，真意定已极时，火药自然同根而生。故七日之期者，亦大概之言也。

佛宗所云"天女献花、龙女献珠、地涌金莲"，合此意也。

既有六根震动之景象，当宜过关迁入于中田。先明药行之险处，次固六根之不漏。且大药之发生，而不附其外体，只动炁穴之内。而其炁穴之下，即尾闾界地，有四通歧路，上通心位，下通谷道，前通阳关，后通尾闾。前后二窍，实而不通；谷道一窍，虚而且通，是气液所通之熟路，乃平日所有之旧事。尾闾、谷道，一实一虚，故名下鹊桥。至夹脊、玉枕二关，与鼻上印堂一窍，体实俱塞，呼吸不通；鼻下之孔，虚而且通，是气涕出入之门，乃呼吸往来之路。印堂鼻孔，一实一虚，故名上鹊桥。此乃大药过关之窍。

阻塞险处既明矣，然则防危虑险之功，尤当不可不知也。下鹊桥之谷道，用木座而抵住，所以使身根不漏也；上鹊桥之鼻窍，用木夹而牢封，所以使鼻根不漏也。含两眼之光，勿令外视，所以使眼根不漏也。凝两耳之韵，勿令外听，所以使耳根不漏也。齿唇相合，舌抵上腭，所以使舌根不漏也。一念不生，一意不散，所以使意根不漏也。此为六根不漏之诀，还有外固至严之具。当明大药发生之时，而有流动活泼之机。立定天罡斡运之主，随其自然飞升之势，而上腾心位，心位不贮，转向下田界地，而前冲阳关。阳关已闭，转向下田界地，而后冲尾闾。尾闾不通，转向尾闾界地，而下奔谷道。谷道易开，若无法器制伏，则大药泄出，而前功废却，此为下鹊桥危险之地也，即古圣所谓走丹之处耶。故务用木座，其状如馒头，覆棉取软坐，而抵住谷道。然则阳关虽闭，木座连而抵住，而令其势上耸，不使大药泄漏，斯为外固之具。

又有内固之秘。夫大药既冲尾闾不透，而其势则从谷道下奔。才见大药下奔谷道之时，即用微意轻撮谷道之禁，斯为内固之至严，能保大药不奔驰。亦有不下奔谷道之理，即不必轻撮谷道之事。惟用过关之正功，而有行住之秘机。只附大药遇阻尾闾不动之时，若用真意导引，则失唱随之机。然绝导引之频急，则总难过关也。故有善引之助功，而自然过关也。才见遇阻不动之处，即用一意不散之守，凝神不动，以待自动。然则动而后引，不可引而后动。待其大药自动冲关，关前三窍，自中窍升，随其自动冲关之元机，而有两情相知之微意。轻轻引上，自然度过尾闾；默默柔行，自然升于夹脊。关前三窍，髓阻不通，大药遇阻不动。于是一念不生，凝神不动，以待自动，随其自动元机之冲关，而有两情相知之微意。轻轻引上，自然度过夹脊；默默柔行，自然升至玉枕。关前三窍，髓阻不通，大药遇阻不动。于是一念不生，凝神不动，以待自动，随其自动元机之冲关，而有两情相知之微意。轻轻引上，自然度过玉枕；徐徐柔升，自然直贯顶门。

向前引下，至于印堂，乃印堂髓阻之不通，自转动鼻孔之虚窍。若非木夹为之关锁，几何而从此窍泄出，则前功废矣，岂不可痛欤！此为上鹊桥之大危险矣，故须用木夹之为预防也。而预防之有具，则大药不致其外驰。从鼻窍之抵附，则印堂遇阻而不动，惟是一念不生，而且凝神不动，待其自动元机之相随，而有两情相知之微意。轻轻引下，自然度过印堂；默默随之，自然降下重楼。犹如服食，入于神室。急将心目合于大药，左旋右转，四九而定；右旋左转，四六而定。性命盘聚于中宫，斯谓之道胎结成，点化阴中之识神，又为之乾坤交媾。盖通中下之二田，合而为一之照养，此为大药过关服食之正功，又为大周天无火候之法轮耳。

昔丘老祖作一偈云："金丹上冲斡天罡，何患阻桥又阻关。一意不生神不动，六根不漏引循环。"旨哉此偈也！佛宗所云"未有常行而不住，未有常住而不行"，即此义也。

采得大药，服食之候，三关九窍，阻塞之处尽已开通。须知此后，惟赖元神寂照二田，虚境不离，方得二炁发生运养，自然不绝。通于正路，升降循环，可知此火不用意引，自运不已，有如斯也。惟是不见有火之形相，方合不有不无之文火，为大周天之火候也。

夫火既不用意而引，而亦切不着意于火。而神既寂照于二田，亦不可着意于二田。且此二者，而防其滞碍于元神，俱失大圆镜之智用。

故冲虚真人所云："初行大周天之火，元神虽居中田，而运兼合下田，以为二炁之妙用，皆是二田之落处。故必须元神寂照中下二田，而相与混融化成虚空大境，使二炁为助神结胎，而二田为结胎之别。"

二田者，黄庭属中田，炁穴属下田也。二炁者，先天是元炁，后天是呼吸也。

"元炁为结胎之本，呼吸为养胎之源。中田为结胎之所，下田为滋养之基。故服食于二田之虚境，而培养其元神之阳明。若孤守一田，若着意二田，则元神有滞碍之不灵，岂不失大圆镜之智用？"《慧命经》云："舍利过关之妙法，以静而照，以柔而用。蹊路险危，防上下之驰散。待动而引，柔护而行。以文火而薰，以二炁而养。以寂照而并修，以双忘而定静。则道胎之法而得矣。"

干峰养生集萃

600

十月道胎图

十月道胎圖

男兒懷胎是仙胎　只為螘光夜夜圖
牟得天機真造化　身中自有玉清天
飢餐渴飲困來眠　大道分明體自然
十月聖胎完就了　一聲霹靂出丹田

以黙以柔存火性

兀兀無為融至寶

十月道胎足

有法無功勤照徹

一年沐浴溫

忘形顧裡助其靈

大道無私感即來　神仙此語宣虛哉
苟非着意求鉛汞　爭悟天機結聖胎
玉皇若也問丹材　偃月爐中取下來
馳驅英雄吞一粒　男子懷了一年胎

勿怠勿助養靈胎

微微文火養潛龍

男儿怀胎是仙胎，只为蟾光夜夜圆。
夺得天机真造化，身中自有玉清天。
饥餐渴饮困来眠，大道分明体自然。
十月圣胎完就了，一声霹雳出丹田。

大道无私感即来，神仙此语岂虚哉。
苟非着意求铅汞，争悟天机结圣胎。
玉皇若也问丹材，偃月炉中取下来。
驰骤英雄吞一粒，男子怀了一年胎。

有法无功勤照彻，忘形顾里助真灵。
十月道胎足，一年沐浴温。

以默以柔存火性，勿忘勿助养灵胎。
兀兀无为融至宝，微微文火养潜龙。

十月道胎口诀

夫既采得金丹大药，逆运河车，透过三关，入于神室，点化阴神，则其识性自然渐死。然则必用神光寂照，须臾不离，中下二田，合成虚境，应无所住，则其阳炁自然勤生，与真意相合，聚运于神室。而元神得其培养以相炼，即能点化神中之阴，阴神赖其降伏，而念虑自然不生。又能培补神中之阳，阳神益其愈明，而昏睡自然渐消。则神受炁制伏不驰，而炁依神凝结不散，相亲相恋，如磁石之吸铁，不离不舍；如水银之投铅，自然而然。合为一体，一得允得。合无驰散，安稳自在，快乐自如。则识性渐渐消磨，而真性渐渐灵觉，妄念绝无，正念自存，即儒所谓"允执厥中"，而道所谓"抱一守中"。而又不可苦寂无为，则当以性专求二炁，运养元机，培补胎神。

元炁为结胎之本，呼吸为养胎之源。元炁有生活之理，呼吸有资养之机。元炁生时，使而归源，助我胎之圆满；呼吸绵然，使而朝此助我胎之化育。则心依乎息，而息随乎心。心息相依，神炁相含，如理而来，如理而去，如有如无，不急不纵。听其自然，任其自如，调其息定，养其神明。道胎初凝，后天之息，本似于有，不着于有；圣胎既结，意在其中，寂然不动，心常觉悟。勿忘勿助而养，勿寂勿照而温，自然氤氲二炁，升降循环不绝。运养中下二田，不见有火之相。释云"不得勤，不得怠"；儒云"有若无，实若虚。"渐则离尘，至于寂灭，毋执其一，而迷其二。静极生动，太空之炁，自明堂来，归于中宫。鼓我阖辟之动机，使入其炁之周流，逐去脏腑之阴气，变成纯阳之乾体。三百六十之骨节，八万四千之毫窍，无不通达，打成一片。凡躯自忘，道胎自存，昏昏默默，浑浑沦沦。则神入其炁中，而炁包乎神外，即我虚无寂灭之性，在于氤氲瑞气之中。外则阳光发现之全体，内则一派天然之佛性。无形无象，无内无外。则性朗朗兮，如秋月之明；而命融融兮，如薰蒸之醉。其骨肉如沐浴，而心性似太空。通达无为兮，安寂六根；静照八识兮，空尽五蕴。虽有运养循环之元机，而其真性安然之无余。

夫《性命圭旨》曰："盖婴儿既宴坐静室，安处道场，须藏以玄玄，守以默默。始则藉坤母黄芽以育之，继则聚天地生意以哺之。此感彼应，发迹见远。其中自呼自吸，自阖自辟，自动自静，自由自在。若神仙逍遥于无何乡，似如来禅定于寂灭海。既到此太安乐处，仍须要密守关元，无令外缘六尘魔贼所侵，不许内结烦恼奸臣所乱。若坐若卧，常施莹净之功；时止时行，广运修持之力。遂得六门不漏，则其一道常通，真体如如，丹基永固矣。朝夕如此卫护，时刻如此保守，如龙养珠，如母育子，不可顷刻暂忘，亦莫刹那失照。"钟祖曰："孩儿幼小未成人，须藉坤母养育恩。已证无为自在心，更须温养保全真。"李清庵云："丹从不炼炼中炼，道向无为为处为。息念息缘调祖炁，忘闻忘见养婴儿。"吕祖曰："腹内婴儿养已成，且居市廛暂娱情。无端指个大刚铦舌，却入白云深处行。"

盖温养婴儿，乃作神仙之大事。若养育失调，婴儿就有弃壳之离变。此时着实提防，不可轻纵出去，则一出之迷途，遂失舍之无归。白玉蟾师有"重整钓鱼竿，再斫秋筠节"之叹。上阳子曰："既达返还九与七，此节木金三五一。炁全神壮换胎时，照护婴儿休远出。"防护之诀，密固三要为紧。即《参同契》云："耳目口三宝，闭塞勿发通。真人潜深渊，浮游守规中。"其法只是以目观目，以耳听耳，以鼻调鼻，以口缄口，潜藏飞跃，在正一心。则外无色声臭味之牵，而内无意必固我之累，自然方寸虚明，万缘澄寂。而我本来赤子，怡怡然安处其中矣。

虽然外固三要，尤要内遣三害。夫三害者，邪念、烦恼、嗔恚也。道觉师曰："修此戒定慧，断彼嗔贪痴。"盖贪痴易于制伏，惟有嗔恚难降。嗔恚之火一燃，胎真去如奔马，直待火灭烟消，方才归于庐舍。恣火不惩，必有燎原之患；欲水不窒，岂无溃川之灾。一念嗔恚起，具入万障门。今要去嗔恚之法，惟老子之日损，《周易》之惩忿，世尊之觉照。夫妙普师云："嗔火正燃时，我以觉照之。犹如汤消冰，了了无分别。"盖嗔火非实有体，皆从无名而来。须求自然智，而破无名壳。则无名变成慧炬，而嗔火化作心灯。嗔之一毒既消，八万四千烦恼亦灭。盖邪念者，念有念无，念善念恶，俱是邪念；不念有无，不念善恶，俱是正念。佛经曰："善男子，我等住于无念法中。得如是金色，三十二相，放大光明，照无余世界。"李之才云："念之天理，则明月之当空；念之人欲，则浮云之蔽日。"天隐子曰："不暗不闻存觉性，无思无念养胎仙。"《尚书》曰："惟在克念作圣。"

但看静极之时，忽觉一轮浩月，悬于当空。

月自丹田，升于目前。

用意收留之候，忽然一轮红日，升于月中。

日月并合。

用法收回，而藏中宫。定静之中，习乎寂灭。

一念不生。

有无之场，还乎浑然。

真性虚空。

故曰无为者矣。

虚空之至极矣。

且大道本来无穷，静极生动，有一物上合于道胎，则法轮又当于重转。

万物极则还原，而大道亦然矣。夫静极生乎动机者，有一点纯阳之物，从涌泉自升中宫，与道胎合而为一。则自往下转，由尾间而上乾顶，降于中宫，是助胎之至宝，故当重转矣。

静而又静，灭而又灭。

手无六脉，鼻无出气。

守定三四月之间，二炁因元神之寂照，而脐轮间所动之机，而甚微矣。元神因二炁之培育，则元机定所得之证，而真空矣。守定五六月之间，胎息因神炁之照养，则炁渐满，所食之性，而甚绝矣。神炁因胎息之渐住，则阳渐明，所睡之性而全无矣。若守至七八月之间，所得神炁照养已满，则胎神将足，而性无昏睡，则心不生灭，而智慧渐明，独存寂照之元神，以为胎仙之主宰矣。若守至九十月之间，皆因元神寂照之久，则二炁俱定，而百脉俱住，则胎全纯阳，而神归大定，于是定能之生慧，自有六通之效验矣。

《众喜粗言》曰：

初入定时养胎神，火候炼炁成胎形。

神微胎成化婴儿，此忌火候最难行。

微有微存无真无，二炁将定成虚灵。

守定三月二炁微，微动脐轮隐隐存。

四五月守二炁定，食性已绝不饥嗔。

独存元神寂照胎，人法双忘将断形。

六七月守无生灭，昏睡全无内足神。

八九月守百脉住，守至十月胎满盈。

十月工夫温和守，照养中田日夜存。

神归大定定生慧，可得六通尽知明。

十月胎全神出现，中田由至上田门。

坤母谨慎来照顾，六大神通莫显行。

紧守诚养牟尼宝，久久胎足雪花雾。

若存若忘日夜守，然后存忘二无形。

若无微无原不无，空不空而如来真。

若有一毫思念意，余阴尚有还未清。

又有一毫杂念起，还未纯阳不现神。

若气不足难断食，总有余阴不断根。

若有一分口鼻气，还有一分阴在身。

人有一分阳不死，佛有一分阴不成。

直待昏沉意尽绝，散乱念虑毫无存。

此时方为纯阳胎神之果满，可毕十月中关道胎之事矣。

所云："二炁全定，只知有神，不知有炁"，故曰："空不空，如来藏。"其法当如空之时，而顽然乎如空者，则堕于断见，故如空而不空，此正是寂而常照也。当不空之时，而只知乎不空者，则堕于长见，故不空而如空，此正是照而常寂也。一到大定，浑然合一，则出神景自然至矣。佛宗所云："初禅念住，二禅息住，三禅百脉住，四禅灭尽住。"合此义也。

所云"六通"者：第一漏尽通，即是前节修命工夫，得小周天炼成金丹，过后三关，拳拳服膺，结成道胎，修圆佛性，则得变化神通之法，然后方有六通之证。

此为之漏尽通。

第二天眼通，能见天上之事。第三天耳通，能闻天上之言。第四宿命通，能晓前世之因。第五他心通，能知未来之事。惟有第六神境一通，乃是识神最喜用事。若不保伏心君，即为识神所转，却喜得能修有证，而喜魔已入于心。或喜人间之祸福，或喜未来之事机，祸不旋踵，而自至矣。切忌慧性，而不可用。更宜沐浴，洗涤其心，则能转识之成智，始能证胎之圆性。古云："三万刻中无间断，行行坐坐转分明。"所以发明十月养胎，只在绵密寂照功夫。盖绵密寂照之功者，是沐浴所用之义也。古云："一年沐浴，防危虑险，防其心念不定，则阳未纯；虑其意念不静，则阴未尽。"当知洗心涤虑，正是寂而常照，为沐浴之首务；因得二炁不动，正是照而常寂，为沐浴之正功；须知其炁薰蒸，正是绵而又密，为沐浴之大义；默识氤氲和畅，正是密而又绵，为沐浴之仙机。外则手无六脉，鼻无微息；内则心无虚妄，性无生灭。佛性融融然如杲日，慧光耀耀然如浩月。正是真空无为之景，禅定三昧之乐。六祖所曰："禅心无想，禅性无生"，合此义也。如来佛云："分明不受燃灯记，自有灵光耀古今。"

此乃一性圆明，不为物欲之累。

及其胎圆炁足，是有雪花飞扬。寂无师云："胎圆节至雪花霏，念动飘空上顶机。"《华严经》云："世尊从白毫相中，放大光明，名如来出现。"

或放白光，或放金光。

斯是出定景到，则当调神出壳矣。

且附道胎六诀：

《凝结圣胎诀》：五气朝元聚灵台，先天种子已半栽。如痴如醉如昏睡，恍惚杳冥结圣胎。

《温养圣胎诀》：专一犹如鸡抱卵，至诚恰似蚌含珠。时时静守虚灵窍，免得炉中水火孤。

《防危虑险诀》：阳气未纯犹有险，余阴不尽要防危。后天渣质如消化，可保胎元莫损亏。

《十月胎圆诀》：十月工夫胎始圆，后天化尽先天全。清清静静别无物，非色非空一自然。

《待时脱胎诀》：脱化原来有日期，错前错后俱非宜。诚中达外无容强，瓜熟自然蒂落离。

《婴儿出现诀》：守定黄庭养谷神，形全气足火停轮。乍雷一响天门破，跳出金刚不死人。

欲知出神收神妙法，详见下文，而可明白。

胎足出神图

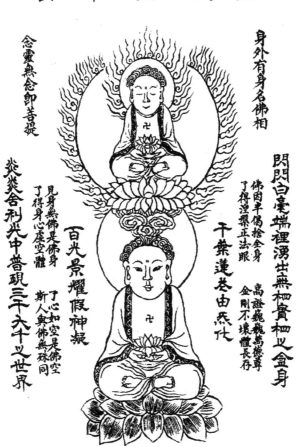

圖神出足胎

身外有身名佛相

念靈無念即菩提

閃閃白毫端裡湧出無柵貴柵之金身　佛因半偶捨金身　了得澄潭正法眼　高證巍巍萬德尊　金剛不壞體長存

炎炎舍利光中普現三千六十之世界　見身無佛是佛身　了得身心塵空體　了心如空是佛空　斯人與佛無殊同

百光景耀假神規

干葉蓮岑由燕化

身外有身名佛相，念灵无念即菩提。

闪闪白毫端里涌出无相实相之金身，
炎炎舍利光中普现三千大千之世界。

佛因半偈舍全身，高证巍巍万德尊。
了得涅槃正法眼，金刚不坏体长存。

见身无佛是佛身，了心如空是佛空。
了得身心虚空体，斯人与佛无殊同。

千叶莲花由炁化，百光景耀假神凝。

胎足出神口诀

且论胎圆炁足之时，必有天花乱堕之候。此为出神之景至，则当调神之出壳。

天花乱堕者，静定时候，泥丸宫内，白毫相中，或放黄白之光辉，犹如雪花之雾霏，此谓胎足之出景，则当调神之出壳。若景至而不出，是为之守尸鬼，则不超脱，难入圣界，亦无神通之智慧，即无变化之愚夫。未到大定，无出定景，若是妄出，则入魔道矣。

即当移念于顶门上，而神光随念之所出，即离凡体于三五尺。而真性随入之光中，一意不散，慎勿乎惊恐，一切莫认，防魔乎侵挠。

盖初出神之景时，而有外魔之侵扰，或化诸佛之来诱，而言祸福与异事；或化奇景之胜地。切莫对答乎认真，又是平日之识神，从心所欲之随现。古云："道高一尺，魔高一丈"，合此义也。

团聚神光，满如月轮，随性收摄，归于上田。惟神寂照通于中下之二田，相与混融化成虚空之大境。则谓存养之全体，又为乳哺之首务。仍用沐浴之原功，须养一七之再出。一轮金光，本身所有之灵物，收摄归宫，是为化形之妙本。

按《直论》中吉王太和所问："神已纯全，胎已圆满，必不可久留于胎，则宜用迁至上田，以加三年乳哺之法，则有全体大用之功，义旨如何？"伍子答曰："上丹田，又名泥丸宫，乃阳神复归之本宫。盖初出之阳神，如婴儿之少时，无壮健之大力，赖乳母之哺养。倘拘神于上田，或着意于上田，则失还虚之义旨，大悖乳哺之养育。盖存养之全体，是出收之大用，不是着意之上田。惟神寂照之上田，相与混融之三田，化成虚空之大境，斯为存养之全体，乃是乳哺之首务。待至存养之功纯，自有出神之景现。忽见空中之白光，犹如雪花之飞扬，则当移念之天门，团聚神光之月圆，则性随入之收摄，而归泥丸之本宫。仍用乳哺之功养，当效天花之为信。出则以太虚为超脱之境，收则以上田为存养之所。出收之一次，存养之一七。则候出景之当出，若无出景之勿出。或至二七之再出，或至三七之再出。出收则以此渐法，存养亦以此渐法。夫化形者，呼吸之火，能化谷精，而助元精；神意之火，能化元精，而助元炁；元炁之火，能化呼吸识神，而助元神灵光；元神之火，能化凡身俗骨，而还虚助道，即此灵光也。"

　　须知出收之时少，而用存养之功多。初出宜暂不宜久，宜近不宜远；初收宜速不宜闲，宜静欲宜正。始之或出一步而旋收，或出多步而旋收；久之或出一里而旋收，或出多里而旋收。若至百里、千里之出收，切不可躐等而就至矣。皆以一次、二次之渐法，至出收纯熟方远腾矣。盖阳神之初出，如婴儿之幼小，用乳哺之养育，以渐法之调炼，而至老成之力足，方可出入之远游。若初出之时候，防天魔之来试，欲乱我之心君，而迷失之难归，须要小心之谨慎，方全虚空之性体。欲炼乳哺之三年，而得阳神之老成，方可出入之化身，则能通达之天地，入金石之无碍，入水火之不害。

　　盖渐法者，初次由近而出，由近而收；再次渐远而出，渐远而收。渐出渐收，渐乳渐养。出之纯熟，养之老成，必炼三年，方可化矣。

　　《众喜粗言》曰：

　　　　十月胎足出天门，上田现出一灵神。

　　　　速出速入防魔灭，恐防六贼不尽根。

　　　　又恐息气口鼻出，神随息出一同行。

　　　　切难放手游远去，恐失迷途不回程。

　　　　只要入内来将息，定在泥丸保养神。

　　　　有不有来虚空照，无不无来过养存。

　　　　不着不离宜慎养，定心谨守保虚灵。

　　　　定至天花飞乱坠，还要速出速进门。

　　　　不令久去往外走，不令见闻远美形。

　　　　一步二步须照管，一里二里速回程。

　　　　渐出渐入渐乳哺，渐养渐大渐壮身。

　　　　足养三年能变化，通天彻地可放心。

盖天魔来时，一意不散，一尘不染，灵台湛然，本无一物，魔自何来？所云此时之魔，有雷击水火之魔、天崩地塌之魔、刀兵杀身之魔、美色音乐之魔、奇异吉凶之魔、伤他生命冤债之魔、身生毒疮大病之魔、旧日识神变化之魔。无数不祥之魔，来试道行之根，切莫而认。正心而守，必须行善，积德功多，而能胜之。若是认真，被魔诱去，而功废之。须用最初工纯，则魔不相干犯矣。

盖大道者，静极而生动，动极而复静，理之必然。所谓璇玑复建于子动，真物再动于静极。

此谓至阳之物，静极复生乎动，所谓阳无剥尽之理。

若夫至人，重立乾坤，再造日月，推情合性，转而相与，重行玄妙道，再立戒定慧。

凡修炼之士，既得此物来，收聚于内，将所出之法身，亦归于内，合而为一，长入乎大定矣。定则不已，至于无极，而至于至极矣。

夫存养性功者，即宴息冥心也。乃深居静室，端拱默坐，一尘不染，万虑俱忘，无思无为，任运自如，无视无听，抱神以静。无内无外，无将无迎，离相离空，离迷离妄。体含虚寂，常觉常明。但冥此心，万法归一。则婴儿安居于清灵之境，栖止于不动之场。色不得而碍之，空不得而缚之。体若虚空，安居自在矣。

故达观禅师曰："色不缚兮空不碍，宴息冥心观自在。大千万有返归无，世界坏时渠不坏。"谭长真曰："婴儿移在上丹田，端拱冥心合自然。修到三千功行满，凭他作佛与升仙。"此处是纯一不杂工夫，岂可容纤毫情想之念？但起希仙作佛之心，便堕生死不出之窍。关尹子曰："若有厌生死心、超生死心，止名为妖，不名为道。"

盖清净体中，本无一物，空空荡荡，晃晃朗朗。一无所有，一切无住。不依无住而住，不依有住而住。心无所住，住无所心。了无执着，无住转真。无住之心，是为真心。

《禅源集》云："夫言心者，是心之名；而言知者，是心之体。"荷泽师云："心体能知，知即是心。"心本空寂，至虚至灵。由空寂虚灵而知者，先知也；由空寂虚灵而觉者，先觉也。不虑而觉者，谓之正觉；不思而知者，谓之真知。故祖师云："空寂体上，自有本智。"能知即此空寂之知，便是达摩所传清净心也。心常寂，是自性体；心常知，是自性用。

所以六祖云："一切万法，不离自性。"自性自知，自性自见，自性自悟，自性自度。悟性还易，了性甚难。故了心也者，了此心也。了心则心无其心矣，无心之心，是谓真心。真心是性，真性是心。太上曰："了心真性，了性真心。空无空处，无处了真。"此谓真空不空，空无所空，即是了见本心也。

庞居士曰："十方同聚会，个个学无为。此是选佛场，心空及第归。与夫空觉极，圆空所空灭。"即是了见本性也。《华严经》曰："法性本空寂，无虚亦无见，性空即是佛，不可得思量。"

原夫性体本空，性体本定。无空无无空，即名毕竟空；无定无无定，即名真如定。虽修空不以空为证，不作空想，即是真空也。虽得定，不以定为证，不作定想，即名真定也。空定衡极，通达无碍。一旦天机透露，此时慧性灵通，乍似莲花开，恍如睡梦觉。忽然现出乎乾元境界，自然充满乎上天下地，而无尽藏也。此是心性常明，炯炯不昧，晃朗宇宙，照彻古今，变化无方，神妙莫测。虽具肉眼，而开慧眼之光明；匪易凡心，便同佛心之知见。乃是见性见到彻处，修行修到密处，故得一性圆明，六通顿足。

何谓六通？玉阳师曰："坐到静极时候，陡然心光发现，内则洞见肺腑，外则自见须眉，皆神踊跃。日赋万言，说妙谈玄，无穷无极，此是心境通也。神通变化，出入自如，洞鉴十方众生，知他心内隐事。他虽意念未起，我心先知；他虽意念未萌，我心先觉，此是他心通也。身在室中，不出庐舍，预知未来事情，能见隔墙物形，此是神境通也。能闻十方之音，如耳边音；能忆生前之事，如眼前事，此是天耳通也。正坐之间，霎是迷闷，混沌不分，少顷心窍豁然大开，地理山河，如观掌纹，此是天眼通也。或昼或夜，入于大定，上是天堂，下是地狱，无量劫来，生死缘由，观得透彻，此是宿命通也。"

子思曰："心之精神之谓圣，故心定而能慧，心寂而能感，心静而能知，心空而能灵，心诚而能明，心虚而能觉。"四祖所曰："一切神通作用，皆是自心感现。"《璎珞经》曰："神名天心，通名慧性。天然之慧，彻照无碍，故名神通。欲修神通具足，愈加默耀韬光。诚心而守，忌慧不用。若露圭角，恐染邪魔。"古云："道高一尺，魔高一丈。"正定之时，或现种种善恶之声，或现种种违顺之境，总是魔障，不可着他。又须反观一身四大，俱是假合，如梦似幻，全体非真。但正此心，魔自消灭。古云："见怪不怪怪自亡，见魔不魔魔自灭。"或脑后有霹雳之声，或眼内有金星之灿，或项下有红霞缭绕，或眉间有圆光涌出。古仙云："项上有光犹是幻，足下生云未为仙。"又于静中，忽见楼台、珠翠、女乐、笙簧、异草、奇花，触目如画，彼人不悟，自己身心，认作真境，则着魔矣。此皆幻景，心莫受他，但行工夫，休证效验。

到此之际，须用虚空观，而扩充之。则我天谷之神，升入太虚，合而为一也。盖虚空观者，应观自心。心本不生，自性成就；本来空寂，光明遍照。犹如虚空，莹彻清净，廓然周遍，圆明皎洁，成大月轮，量等虚空，湛然无际。复观自身者，则心境之虚空，而通于身体之虚空；身体之虚空，而通于天地之虚空；天地之虚空，而通于太虚之虚空。虚虚相通，共成一片，而与太虚，混为一体。始而虚其心，既而虚其身，再既虚天地。虚而无虚，无虚而虚。然虚则不知，无虚亦不知，则我阳神冲虚，出入而无障碍，然后方与天地合德，太虚同体，而为混虚氏之人欤。然欲高奔帝境，须当炼演谷神，常以灵知寂照为心，虚空不住为观，抱本还元，复归太极。由此渐进，而不已也。乃至无上可上，玄之又玄；及其无象可象，然无不然。则一灵之妙有，遍法界而圆通。贯云汉以高跻，与穹昊而俱合。此乃天谷元神，炼到至极至妙之处。

章思廉云："得太极之全体，见本来之面目。先天一点灵，后天只是屋。"

莹然子曰："炼阳神了出阳神，自色界超无色界。"

然而出神太早，丹经之所深诃。既得其母，当遂其始。常留神于天谷，吾性如婴儿之复归；合中下之妙用，吾心如虚空之全体。

复炼变化阳神之法，再加三年乳哺之养，详见下文。

图身化载三

真人出現大神通　钦用三年沐浴功

養至老成身力壯　飛騰近遠任吾行

出有入無成妙道

分念成形鏡色柳

共靈顯迹化虛無

分形靈體共真源

陽神端坐作慈航

頂放蓮花百寶光

光中化佛無其數

變化神通不可量

真人出现大神通，欲用三年沐浴功。
养至老成身力壮，飞腾近远任吾行。

顶放莲花百宝光，阳神端坐作慈航。
光中化佛无其数，变化神通不可量。

出有入无成妙道，分形灵体共真源。

分念成形窥色相，共灵显迹化虚无。

三载化身口诀

大觉金仙如来云："从肉髻中涌百宝光，光中涌出千叶宝莲，有化如来，坐宝花中，顶放十道百宝光明，遍虚空界，大众仰观。"

古仙所云"阴神能见人，阳神便人见"也。盖独修一性者，所出乃阴神也。阴神则有影无形，世所言鬼仙是也。若双修性命者，所出乃阳神也。阳神则无影有形，世所言天仙是也。故曰："道本无相，仙贵有形耳。"

孟子曰："充实而有光辉之谓大，大而化之之谓圣，圣而不可知之之谓神。"子思曰："圣神功化之极，其大无外，其小无内。放之则弥于六合，卷之则藏于一密。"东华帝君曰："法身刚大通天地，真性圆明贯古今。若未顶门开具眼，休教散影与分形。"分形散影，非不妙也。奈何还殢幻躯之中，尚未可超脱，而欲千变万化，岂不反伤于本体耶？刘虚谷曰："大功欲就三千日，妙用无亏十二时。片饷工夫修便现，老成须要过三年。"必欲炼到三年之功足，神光充实全体之有余；须用冥心端拱之法，以加乳哺养育之功。要知乳哺功纯之效验，当识天花乱坠之为信，常留神于天谷，合中下之妙用。

吾性如婴儿之复归，吾身如虚空之同体。不识不知，惟寂惟空，而心性无生灭，则阳光莫漏泄。倘有光现，而收藏之，用灭尽定，而绝灭之。则愈扩愈大，而弥远弥光。直待三年，温养工夫已完；用加九载，灭尽大定事毕。纯亦不已，无所障碍。忽然跳出五行之外，返还而于无极之初，证实相妙之更妙，得真功全之又全，成金刚不坏之体，作万年不死之人。自然变化生神，方可出入化身。生之再生，则生生而不尽；化之又化，则化化而无穷。子又生孙，孙又分支，百千万亿，变化莫极。或以一则化二，而二二则化四，化之四层五层，则化之而不尽；或以一则化三，而三三则化九，化之六层七层，则化之亦不尽。或以一则化四，而四四化十六，化

千峰养生集萃

之八等九等，则化之而无穷；或以一则化五，而五五化廿五，化之十等廿等，则化之亦无穷。

按紫阳仙翁云："一载生一儿，个个会骑鹤。"陈泥丸仙翁云："一载胎生一个儿，子又孙兮孙又枝。"白玉蟾仙师云："一体遍多，犹如朗月而影分千水；多身入一，若似明镜而光寓万形。"仙家谓之分身，佛氏谓之化身。如世尊之不离菩提树下，而遍升天宫，与诸佛说法；如善财之不出莎罗林中，历一百十城，而遍参诸友。自觉觉他，绍隆佛种。三千功满，而白鹤来迎；八百行圆，而丹书宣诏。飞升金阙，近佩帝乡。即钟祖所曰："九载功成人事尽，纵横天地不由亲。"萧紫虚云："功成须是出神经，内院繁华不累身。会取古仙超脱法，飘然跨鹤觐三清。"

诸仙弃壳，各有不同。有从宝塔出者，有从红楼出者，有看月而出者，有对镜而出者，有冲顶门而出者，有解尸骸而出者。所以《玄奥集》云："塞断黄泉路，冲开紫府门。如何海蟾子，化鹤出泥丸。"《中和集》云："成就顶门开一窍，个中别是一乾坤。"盖顶门一窍，岂易开哉？先发三昧火，透之不通；次聚太阳火，冲之略启。二火腾腾，攻击不已，霎时红光遍界，紫焰弥天，霹雳一声，顶门开也。吕祖师云："九年火候直经过，忽尔天门顶中破。真人出现大神通，从此天仙可相贺。"真人出现，乘云气，御飞龙，升玉京，游帝阙，飘飘云际，翱翔太空。凤篆金书，朝赴九阳之殿；蟠桃玉液，位登万圣之筵。适意则鸾舆前引，登云则龙驾前迎。紫府鳌宫欲去，而顶中鹤舞；丹台琼苑拟游，而足下云生。劫火洞烧，我则优游于真如之境；桑田变海，我则逍遥于极乐之天。聚则成形，散则成气，隐显莫测，变化无穷。入水火而不溺不焚，步日月而无形无影。刀兵不能害，虎兕不能伤。阴阳不能变迁，五行不能陶铸。阎罗不能制其死，帝释不能宰其生。纵横自在，出入自由。信乎！紫阳云："一粒灵丹吞入腹，始知我命不由天。"此大丈夫得意之秋，功成名遂之日也。人生到此，宁不快哉！上阳子曰："总皆凡世播英雄，做尽功名到底空。惟有金丹最灵妙，大罗天上显神通。"

此节是修神仙之事也，下文是修天仙之功也。

九载面壁图

图 壁 百 載 九

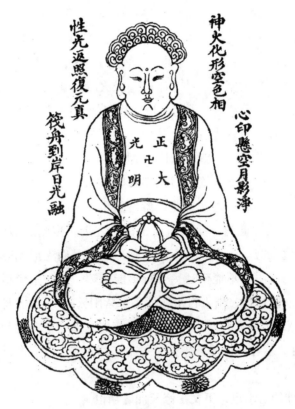

神火化形空色相，性光返照复元真。

心印悬空月影净，筏舟到岸日光融。

九载面壁口诀

盖面壁者，即真空炼形之法，将前所化阳神，摄归性海复炼；而其所发阳光，收回身内运转。譬与运瓮相似，若身处于瓮内，焉能运之？必身处于瓮外，即能运之。而身处于瓮外者，即释氏所谓"外其身而虚空之"是也。故老子云："外其身而身修，忘其形而形存。"薛道光曰："若人空此幻化身，亲授圣师真轨则。"张全一曰："太虚是我，先空其身。其身既空，天地亦空。天地既空，太虚亦空。空无所空，乃是真空。"《清静经》曰："内观其心，心无其心；外观其形，形无其形。"形无其形者，身空也；心无其心者，心空也。心空无碍，则神愈炼而愈灵；身空无碍，则形愈炼而愈清。直炼到形与神而相涵，身与心而为一，方才是形神俱妙，而与道合真者也。古仙曰："形以道全，命以术延。"

此术是窃无涯之元炁，续有限之形躯。无涯之元炁，是先天地阳阴长生真精，灵父圣母之炁也；有限之形躯，是后天地阳阴短促浊精，凡父凡母之气也。故以真父母之炁，变化凡父母之身，为纯阳真经之形，则与天地寿之同也。

按孙陀罗尊者云："世尊教我，观鼻端白。我初谛观，经三七日，见鼻中气，出入如烟，身心内明，圆洞世界，遍我虚净，犹如琉璃。烟相渐消，鼻息成白，心开漏尽，诸出入息，化为光明，照十方界，得阿罗汉。"普照佛心曰："鼻端有白我其观，却叹人从瓮里出。最上一乘含蓄远，妙从玄窍觅天宽。"

且元晦曰："鼻端有白，我其观之。"

莫认真曰："平生姿韵爱风流，几笑时人向外求。万别千差无觅处，得来元在鼻尖头。"夫人未生之前，一呼一吸，气通于母；则人既生之后，一呼一吸，气通于天。天人一气，联属流通，相吞相吐，如扯锯焉。天与之，我能取之，得其气，气盛则生也；天与之，天复取之，失其气，气绝则死也。故圣人曰："观天之道，执天之行。"

每于羲驭未升阳谷之时，凝神静坐，虚以待之，内舍意念，外舍万缘。顿忘天地，粉碎形骸，自然太虚中有一点如露如电之阳，勃勃然，入玄门，透长谷，而境上泥丸，化为甘霖，而降于五内。我则鼓动巽风以应之，使其驱逐三关九窍之邪，扫荡五脏六腑之垢。焚身炼质，煅淬销霾，抽尽秽浊之躯，变换纯阳之体。累积长久，化形而仙。陈翠虚曰："透体金光骨髓香，金筋玉骨尽纯阳。炼教赤血化为白，阴气消磨身自康。"丘长春祖曰："但能息息常相顾，换尽形骸玉液流。"张紫琼仙曰："天人一气本来同，为有形骸碍不通。炼到形神冥合处，方知色相即真空。"薛复命仙曰："不知将谓气，得后自然真。"董汉醉仙曰："金用矿销，形由炁炼。"

炼形之法，总有六门：其一曰玉液炼形，其二曰金液炼形，其三曰太阴炼形，其四曰太阳炼形，其五曰内观炼形。若此者，总非虚无之道，不合太虚同体。惟此一诀，乃曰真空炼形。虽曰有作，其实无为；虽曰炼形，其实炼神。是修外而兼修内也，惟用九载面壁功耳。盖面壁之功，若无功可炼，将上田之神，摄归本体复炼，则虚无之阳，复归上田照养。混融中田，兼合下田，而须臾不离，为全体大用。炼而又炼，空而不空，故曰真空，又为大定。如婴儿在母腹，不知天地人我。神不是神，火非其火，心无其心，意无其意。恍如太虚，浑然无物。混混沌沌，空空荡荡，如鸿蒙未判之形；恍恍惚惚，杳杳冥冥，如太极未分之象。久而炼之，身神合一，自然归于寂灭大定。阳神老成，变化无穷，隐显莫测，形自化矣。非但九年之大定则可也，就千万年之大定亦可也。若依此法炼之百日，七魄亡形，三尸绝迹，六贼潜藏，十魔远遁矣。若再进功，炼之千日，四肢全身，俨如水晶，表里玲珑，内外洞彻矣。则心花灿然，而灵光显现。

灵光者，慧光也。

故曰："慧光生处觉花开。"

盖慧光觉花开者，非炼形入微与道冥一者，不能有此也。

故《生神经》曰："身神并一，则为真身。身与神合，形随道通。"隐则形固于神，显则神合于气。所以蹈水火而无碍，对日月而无影，吾亡在己，出入无间。或留形住世，或脱质升仙。有白日而飞肉尸者，黄帝之谓也；有留形而长住世者，彭祖之谓也；有受命而居天职者，张天师之谓也；

有拔宅而升天宫者，许旌阳之谓也；有示疾而终者，王重阳之谓也；有入仕而臣者，东方朔之谓也。至于老子为柱史，辛钘为大夫，尹喜为关令，伯矩为卿士，唐典隐毘陵，子休治漆园，留侯帝者师，四皓辅汉惠，仇生仕殷，辅光仕汉，马丹仕晋，海蟾仕燕，正阳弃官，纯阳应举，常有执鞭，琴高执笏，若此者多，不可枚举。噫，彼神仙之隐显去留，岂世之凡夫所能测度者哉！更若凭虚御风之列子，折芦过江之达摩，若非陶质炼形之功，又安能如此轻举之身乎？此神形俱妙之道，非坐脱立亡者之所能知也，所以不免有抛身入身之失尔。故学仙佛之流，若独以炼神为妙，不知炼形为要者，是清灵善化之鬼，何可得与高仙为比者？大抵温养、炼形，无分彼此，虽然在两处发明，其实是一个道理。

夫道者，有动有静，静则温养，动则施功。而十月养胎，三年养阳，谓小定之温养，有为火在焉；而九载炼形，千载寂灭，谓大定之温养，无为火专焉。凡修仙者，自始至终，温养为主，用火为宾。盖炼形者，是元神之火薰蒸形骸，久而炼之，形化为炁，亦曰温养。

养神为之内功，炼形为之外功。内外兼修，不相违背。若是十日工夫无间，乃悬崖撒手之时，自然言语道断，心思路绝，能所两忘，色空俱泯，无滞无碍，不染不着。身似翔鸿而不可笼，心如莲花而不着水。光光净净，潇潇洒洒，腾腾任运，任运腾腾，似一个无事无为、自在逍遥之散汉也。若无九年面壁之功，即可为神仙，而无天仙之位矣。

众喜真人云：

> 九年面壁无功行，候无可候神非神。
> 心无其心火非火，意无其意太虚存。
> 混混沌沌如鸿蒙，婴儿如在腹中心。
> 不知天地与人我，虚炼纯阳性海存。
> 寂照上田顷不离，久炼阳神老足能。
> 然而寂灭归大定，千万年定亦可行。
> 陈抟一定千余年，姜寿三万六千春。
> 开天定至尧皇时，灵化张果老先生。
> 若无面壁功不足，只可名山作仙神。
> 炼形若是少功行，难作大罗天仙尊。

又要鼻端有白常须炼，杳杳冥冥觉虚灵。

炼至法力广大神通显，千变万化天外行。

如此神通再炼无，复收性光返照真。

化形色相心印灭，虚空粉碎不见形。

一片光辉周法界，犹如日月永长明。

不生不灭无来去，万万劫中不坏身。

虚空粉碎图

圖　粹　粉　空　虚

一片光輝周法界　　　　　　　　　　　　虚空朗照天心耀

圓陀陀　　日月雖明難比其光　　光灼灼

儒名　義精仁熟　　形神俱妙　　釋名　最上一乘　涅槃大覺

本來面目

不生不滅　　　　亘古不壞　慧歸禪定月輪孤

一性圓明　　　　雲散碧空山色淨

無去無來　　陰陽混化

圓覺真性　　性命皆了

道名　七返九還　　與道合真　總名　無聲無臭　清淨法身

淨倮倮　金液大丹　　　　　　　　　　　赤洒洒

乾坤雖大難籠其體

雙忘寂淨最靈虛　　　　　　　海水澄清潭月溶

一片光辉周法界，双忘寂净最灵虚。

虚空朗照天心耀，海水澄清潭月溶。

圆陀陀，光灼灼。
净倮倮，赤洒洒。

日月虽明难比其光，乾坤虽大难笼其体。

形神俱妙，与道合真。

儒名义精仁熟，不知之神；释名最上一乘，涅槃大觉；
道名七返九还，金液大丹；总名无声无臭，清净法身。

本来面目，圆觉真性。
阴阳混化，性命皆了。

不生不灭，无去无来。
一性圆明，亘古不坏。

云散碧空山色净，慧归禅定月轮孤。

虚空粉碎口诀

圣人云："身外有身，未为奇特；虚空粉碎，方为全真。"故邵康节曰："圣人与太虚同体，与天地同用。"

今人求义不得，乃臆之曰："体太虚之体以为体，用天地之用以为用。"此言大似隔窗窥日，不过见其光影而已。若言体太虚之体以为体，便是有个太虚在，而着于体矣，何以能太虚也？若言用天地之用以为用，便是有个天地在，而着于用矣，何以能天地也？

然而太虚其知有体乎？其不知有体乎？然而天地其知有用乎？其不知有用乎？盖太虚不知有体，而天地之用在于太虚之体耳；夫天地不知有用，而太虚之体在于天地之用耳。抑体其所体者，即体其所用也；且用其所用者，即用其所体也。乃至于粉碎虚空，方为了当，何以故？盖本体本虚空也，若着虚空相，便非本体也，所以云："盖虚空本粉碎也，若着粉碎心，便不虚空也。"故不知有虚空，然后方可以言太虚天地之本体也；故不知有粉碎，然后方可以言太虚天地之虚空也。究竟到此，已曾窥破虚空之本体，但未得安本体于虚空中，即《华严经》曰："法性如虚空，诸佛于中住。"到这里自知道，虚空是本体，本体是虚空，必须再加功而上。上胜进，进则不已。直到水穷山尽，转身百尺竿头。至必至于不生不灭之根源，终必终于不生不灭之觉岸，于中方是极则处。此处无他，不过是返我于虚，复我于无而已。返复者，回机也。故曰："一念回机，便同本得。"

究竟人之本初，原是虚无中来，虚化之为神，神化之为气，气化之为形，顺则生人也。今则形复返之为气，气复返之为神，神复返之为虚，逆则成仙也。古德曰："何物高于天？生天者是。何物大于虚空？运虚空者是。"盖大道乃虚空之父母，虚空乃天地之父母，天地乃人物之父母。天地广大，故能生万物；虚空无际，故能生天地；空中不空，故能生虚空。而曰"生天地，生万物，皆是空中不空者之有以主之也"。以其空中不空，故能深入万物之性，以主张万物而方便之也。汝毋谓空中不空，能深入万物之性，以主张万物而方便之也；抑亦能深入天地之性，以主张天地而方便之也。汝毋谓空中不空，能深入天地之性，以主张天地而方便之也；抑亦能深入虚空之性，以主张虚空而方便之也。夫空中不空者，真空也。真空者，大道也。今之炼神还虚者，尤落在第二义，未到老氏无上至真之道也。及其炼虚合道者，此圣帝第一义，即是释氏最上一乘之法也。《华严经》曰："虽尽未来际，遍游诸佛刹。不求此妙法，终不成菩提。"此法只是复炼阳神，以归还我毗卢性海耳。

夫毗卢性海者，即上丹田泥丸宫也。所谓复炼阳神之时，即毗卢顶上虚悬一穴，是炼神还虚用功，故名曰虚空本体也。

所以将前分形、散影、化神，摄归本体虚空乎。

本体虚空者，即顶上虚空穴也。

又将本体之神，销归于天谷之内。

天谷者，上田也。

又将天谷之神，退藏于祖窍之中。

祖窍者，中下二田也。

如龙养额下之珠，若鹤抱巢中之卵。谨慎护持，毋容再出，并前所修所证者，一齐贬向无生国里。

无生国里者，寂照三田，混融虚空，全体灭尽也。

依灭尽定，而寂灭之，似释迦掩室于摩竭，如净名杜日于毗耶。此所以自然造化，而复性命之，而复虚空之至于不可以止也。盖而复性命，而复虚空者，至此已五变化矣。变不尽变，化不尽化，非通灵变化之至神也。故神百炼而愈灵，金百炼而愈精。炼之而复炼之，则一炉火，焰炼虚空，化作微尘，如万顷冰壶照世界，大如黍米。少顷，神光满穴，阳焰腾空，自于内窍之内，达于外窍之外。故一身大窍共九，小窍八万四千矣。则大窍之间，小窍之中，窍窍皆有神光也。而彻内彻外，透顶透底，在在皆有神光也。如百千灯，照耀一室，灯灯互照，光光相涉。而人也，物也，莫不照耀于神光之中矣。

是则是已，尤非其至也。然不能塞乎天地之间，则未满东鲁圣人乾元统天之分量也。又敛神韬光，销归祖窍之中，一切不染，依灭尽定，而寂灭之。寂灭既久，则神光涌出，如云发电，而从中窍贯于外窍，上窍、下窍、大窍、小窍，窍窍皆有神光也。而光明洞耀，照彻十方，上彻天界，下彻地界，中彻人界。三界之内，处处皆有神光也。若秦镜之互照，犹帝珠之相含，重重交光，历历齐现。而神也、鬼也，莫不照耀于神光之中矣。

妙则妙已，尤非其至也。然不能遍入尘沙法界，则未满西竺圣人毗卢遮那之分量也。再又敛神韬光，销归祖窍之中，一切不染，依灭尽定，而寂灭之。寂灭既久，而六龙之变化纯全也，则神光化为舍利光矣。如赫赫日轮，从祖窍之内，一涌而出，化为万道毫光，直贯九天之上，若百千杲日，放大光明，普照于三千大千世界。而圣也，贤也，及森罗万象，莫不齐现于舍利光之中矣。故大觉禅师云："一颗舍利光熠熠，照尽亿万无穷劫。大千世界总皈依，三十三天咸统摄。"

而舍利光既遍满于三千大千世界之内，尤未尽其分量。又自三千大千世界之中，复于无量宝光，直充塞于极乐世界，而又升于袈裟幢界。再又升于音声轮界，复直冲于胜莲华界，得与贤圣如来相会也。自从无始分离，今日方才会面。彼此舍利交光，吻合一体，如如自然，广无边际。所以经颂云："诸佛似一大圆镜，我身犹如摩尼珠。诸佛法身入我体，我身常入诸佛躯。"五祖弘忍云："一佛二佛千万佛，总是自心无别物。昔年亲种善根来，今日依然得渠力。"荷泽禅师云："本来面目是真如，舍利光中认得渠。万劫迷头今始悟，方知自性是文殊。"

自性清净，便是无垢佛；自性如如，便是自在佛；自性不昧，便是光明佛；自性坚固，便是不坏佛。各各诸佛，自身俱有，说亦不尽，惟一性尔。性即是心，心即是佛。新佛旧成，曾无二体，以报身就法身，如出模之像，像本旧成，一体无异；旧佛新成，亦无二形，以法身就报身，如金成之像，昔未成像金，今已成像竟。诸佛如已成像之金仙，众生如未成像之金矿。成与未成，似分前后，则金体始终，更无差别。故《圆觉经》曰："既已成金，不重为矿。经无穷劫，金性不坏。原此金性，人人本有，个个不无。至于十方众生，皆我金刚佛性。而天地万物，咸囿我如来之法身矣。"到此地位，方知天地与我同根，万物与我一体。遍法界是个如来藏，尽大地是个法王身。实际无差，与三世佛而一时成道；真空平等，共十类生，而同日涅槃。法身其大也，虚空且难笼其体；真心其妙也，神鬼亦莫测其机。穷未来际为一昼夜，尽微尘海为一刹那。前乎古而后乎今，无不是这个总持；上乎天而下乎地，无不是这个充塞。二祖慧可曰："囫囫囵囵成这个，世世生生不变迁。"太上所以云："天地有坏，这个不坏。"这个才是真我，这个才是真如，这个才是真性命，这个才是真本体，这个才是真虚空，这个才是真实相，这个才是菩提道场，这个才是涅槃实地，这个才是不垢不净，这个才是非色非空，这个才是自觉圣智，这个才是无上法轮。这个才是本性虚无，虚无实体；这个才是常住真心，真心自在；这个才是佛之妙用，快乐无量；这个才是烦恼业净，本来空寂；这个才是一切因果，皆如梦幻；这个才是生灭灭已，寂灭为乐；这个才是金刚不变不坏之真体；这个才是无始不生不灭之元神；这个才是不可称量、不可思议、无边际功德无量福寿佛；这个才是清净法身、圆满报身、千百亿化身毗卢遮那佛。

偈曰：

天上天下无如佛，十方世界亦无比。
世界所有我尽见，一切无有如佛者。

修道外护事说

稽古圣先贤，所谓修道者，必先敦五伦。

五伦者，是君臣、父子、兄弟、夫妇、朋友也。五伦之间，必先欲孝弟、忠信、礼义、廉耻、仁慈、智勇、节烈、贞良之道。敦厚而重之，所谓仙佛圣贤之根基也。

而广行阴骘。

阴骘者，是人所不见之处而我所多行好事，故曰广行阴骘矣。

日诵天律，功过格行。

天律者，是《太上感应篇》《文帝阴骘文》《关圣觉世经》。功过格者，是《太微仙君功过格》《文昌帝君功过格》《玉皇上帝玉历钞传》《石英夫君功过格行》。此等之书，即修善积德、行功察过也。每日诵看之，每事行持之，省自己之过恶，积自己之善果。久而行之不怠，神仙可望也。故古仙曰："功行八百，大罗做客。功行三千，大罗做仙。"盖道之与德，如鸟之羽翰；行之与功，犹目之与足。比鱼之要泉，似舟之欲水，不可少一，而所行也。钟祖云："有功无行如无足，有行无功目不全。功行两圆足目备，谁云无分作神仙？"是以古仙上圣，金丹事成，温养事毕，游戏人间，和光混俗，随力建功，随方解难，扶危拯厄，救急匡时，普度群迷，接引后学。道上有功，人间有行，功行满足，潜伏待时。只候天书降诏，玉女来迎，驾雾腾云，直入三清、极乐胜境。《悟真》云："德行修逾八百，阴功积满三千。宝符降诏去朝天，稳驾鸾舆凤辇。"

搜诸道书，博览通达。

夫道书者，其名甚多，其注不一。若《悟真篇》，有《直注》《三注》《四注》；如《黄庭经》，有《内景》《外景》《注解》。《道德经》《金刚经》《大洞经》《日月经》《指元篇》《参同契》《参虚篇》《阴符经》《中和集》

《清静经》《入药镜》《养真集》《采药歌》《传道集》《崇正篇》《还金篇》《珠玉歌》《金碧经》《樵阳经》《铁鏸镯》《太玄经》《原道歌》《玉皇心经》《观音心经》《浚性渊源》《率性阐微》《道言精义》《众喜粗言》《金丹真传》《修道真传》《金丹四百字》《火记六百篇》《天机正法》《天仙正理》《性命圭旨》《仙佛合宗》《金仙证论》《慧命真经》，以上之书俱有注解，要至书坊，搜索买办，熟读细看。余之撰成《修道全指》，愿同志者观之。

访拜明师，则真假可知。是道则进，而非道可退也。

是道者，祈师指示其诀，与此书之前后逐节相合，此谓真传正道，故则进之而修可成也。非道者，祈师指示其诀，与此书之前后次序错乱，此谓旁门外道，故可退之，乃修不成也。

必择净地名山，方有正神护佑。

盖净地名山者，抱朴子所按仙经云："可修行居者，惟华山、泰山、霍山、恒山、嵩山、小室山、长山、太白山、终南山、女几山、地肺山、王屋山、抱犊山、安邱山、潜山、青城山、峨眉山、绥山、云台山、罗浮山、阳驾山、黄金山、鳖祖山、大小天台山、括苍山、四望山、盖竹山。皆是正神在其中，若有道者登居之，则山神助福也。"抑且老君所云："诸小小山，皆不可于其中作金液神丹。皆无正神为主，多是木石妖精、千岁老物、血食之鬼。此皆邪气，不令人作福，但能人作祸。"

寻访同志三友，入室共作伴侣。

同志者，与吾心志同也。吾心喜全五伦、积阴功、守五戒、学道德，苦行不怠，他心亦如此，故曰同志矣。

房屋不宜高大，防招是非。

盖房屋高大，恐防盗贼，可据为穴之祸非矣。仅足三五人所居，以遮蔽风雨为止则是矣。

墙壁必须坚厚，以避恶虫。

而且踏地亦用石灰炼坚，则无蛇、虫、鼠之患矣。

欲近城市街衢，便其买办食用等物。

城市太远，买办奔走烦难，恐护法要人多用，闹而不静矣。

必远树林古坟，绝其鸟语、风声、阴气。

树林多有风声、鸟语，惊动人心不静；古坟多有阴气，鬼魔侵害，魂魄不安。

床几上下，备置法器，以防外魔来扰。

床下安雄黄一斤，以辟邪气。床边挂桃柳二剑，以辟外魔。床内悬挂古镜一面，魔来镜中即现原形。

昼窗夜灯，明暗适宜，以安魂魄不损。

太明则损魄，太暗则伤魂。

坐宜厚褥，食宜淡素。

厚褥而坐，不生烦心。淡素而食，不生病患。

茶宜精洁，味须随时。

精洁芽茶之物，荡涤五脏之秽。酱醋油盐之味，随时所遇之用。切莫烦于搜索，谋道而不谋食。

常戒酒荤，不吃辛、辣、咸、苦味之太过。

古之仙佛，禁戒甘旨、酒荤、诸香、五辛。夫酒则昏性伤血，而荤则秽脏浊气，香则散炁，辛生淫精。盖斋戒者，道之根本，德之津梁。子欲学道，清斋奉戒。

调养口腹，不使饥、饱、寒、热，体之自安。

太饥则腹馁，太饱则炁伤，太寒则身损，太热则神伤，故须调养自安。

入室之时，师徒誓立同心，苦修勤炼，功成之候，同自游戏人间，和光混俗，普度群迷，接引后学，广施慈悲之法雨，普济登岸之妙药，物我同途，是古佛先圣之愿也。有此外护，则修道功果可成也。

福地名山法器圖

圖器法山名地福

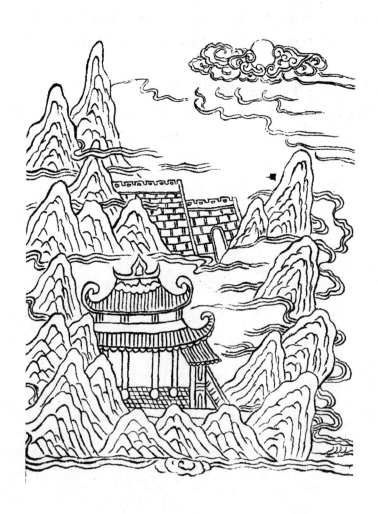

修仙逐节口诀歌

跏趺而坐兮，合掌当胸；回光返照兮，凝韵内听。

舌柱上腭兮，口闭牢封；身不妄动兮，心守黄庭。

万缘不挂兮，一念莫萌；外想不入兮，内意守中。

虚而若无兮，忘而若存；吸不冲肾兮，呼不冲心。

绵绵调息兮，徐徐缓行；念念在兹兮，时时虚宁。

虚极静笃兮，阳来复生；阳若微动兮，嫩采不精。

药物坚实兮，如月望盈；丹田暖信兮，如汤薰蒸。

药产神知兮，恍惚杳冥；痒生毫窍兮，活泼流通。

时当正采兮，莫错过令；时久望远兮，老采无成。

气从外奔兮，神亦外奔；神返回根兮，气亦回根。

气回将尽兮，采封候赢；子时起火兮，须要分明。

如何言火兮？后天息仍；如何用火兮？呼降吸升。

用火玄妙兮，如有无形；行火鼎内兮，息效真人。

火须有候兮，数息送迎；名为刻漏兮，用定时辰。

自子至巳兮，乾阳九乘；自午至亥兮，坤阴六因。

三十六息兮，采取进升；二十四息兮，烹炼退沉。

卯阳沐浴兮，阳火宜諱；酉阴沐浴兮，阴符宜停。

若不升降兮，沐浴形容；较大周天兮，略有微形。

周天三百兮，卯酉数分；再添六十兮，卯酉数并。

更加五度兮，四分一零；以象闰余兮，周天一巡。

复归于静兮，沐浴原功；神凝气穴兮，再候阳丛。

任督运转兮，为一字门；任督达时兮，则百脉通。

儒教行庭兮，释教法轮；道教周天兮，三教秘名。

语言虽异兮，道理则同；法轮常转兮，快乐在衷。
周身苏麻兮，沉疴脱根；遍体效验兮，疾病谁侵。
功行至久兮，精炁满充；长生可望兮，人仙亦成。
回风混合兮，百日工灵；真阳圆满兮，三现印中。
火足当止兮，丹防溢倾；火候既止兮，丹隐坤宫。
眸光专视兮，七日采工；大药将生兮，六景先惊。
丹田火炽兮，两肾汤蒸；身涌鼻搐兮，两耳风生。
目吐金光兮，项出鹫声；象成火珠兮，药应验奔。
天女花献兮，龙女珠承；地涌金莲兮，龙护圣躬。
大周天起兮，罡星斡循；下鹊桥险兮，木座抵乘。
预防有具兮，防废前功；尾闾不透兮，同关下存。
待其自动兮，柔护引申；每关三窍兮，必由中升。
自然过关兮，微意相乘；夹脊玉枕兮，亦如斯行。
直贯顶门兮，引下眉中；降阻印堂兮，自行险程。
上鹊桥危兮，木夹固封；预备法器兮，防漏鼻冲。
静而凝神兮，候机自兴；引下重楼兮，落于黄庭。
服金丹时兮，点化阴神；用心目转兮，盘聚中宫。
左旋右转兮，四九而廷；右旋左转兮，四六而停。
即坎离交兮，道胎法轮；则道胎就兮，佛性渐灵。
阴神渐死兮，识性渐薨；阳神日长兮，智慧日增。
性天朗朗兮，如秋月明；命地融融兮，如醉人昏。
心目返观兮，舍利薰蒸；骨肉内镕兮，身体虚空。
寂照二田兮，不昧虚灵；混合三元兮，无念常惺。
二炁运养兮，常应常宁；两曜并升兮，助胎助神。
十月养胎兮，无为专遵；三百功足兮，方有明徵。
发白再黑兮，齿落重甦；血红化白兮，身放光莹。
或三四月兮，食性绝终；或七八月兮，动脉俱停。
十月神满兮，睡性无踪；六通成就兮，慧性全灵。
神境之通兮，神发光莹；洞见肺肝兮，隔物见形。
漏尽之通兮，身藏宝珍；但随意化兮，奇妙随心。

天眼之通兮，万方见清；天地山河兮，如观掌纹。

天耳之通兮，十方音闻；私言密语兮，如近耳鸣。

宿信之通兮，历劫数通；过去未来兮，自心便明。

他心之通兮，知人事情；他意未萌兮，我心先精。

慧性六通兮，断无思忱；变幻百出兮，切莫认真。

法性完全兮，雪花飘空；斯为出景兮，须当出神。

从天门出兮，聚性光盈；如月圆满兮，收性回程。

归于泥九兮，用乳养功；合下二田兮，全体大存。

三年出入兮，炼变化神；每次出神兮，天花为凭。

或一步收兮，二步回庭；由近渐远兮，莫躐等临。

出入纯熟兮，方可远腾；初如婴儿兮，防失路经。

小心谨慎兮，天下可行；若出必防兮，天魔试心。

或化佛诱兮，乱我心君；即顾自性兮，莫认外情。

诚还中宫兮，复炼神功；收藏阳光兮，变化生神。

生之再生兮，生生不终；化之又化兮，化化无穷。

炼虚合道兮，天仙功勋；面壁九载兮，炼化凡身。

将前化神兮，退藏祖宫；如龙养珠兮，潜修不振。

依灭尽定兮，寂灭静心；久之光满兮，阳焰腾空。

八万四千兮，毫窍遍身；与之九窍兮，窍窍光荧。

敛而藏之兮，寂而守正；总有光现兮，收藏于中。

寂灭功久兮，形骸玲珑；四肢全体兮，俨如水晶。

待至功纯兮，变全六龙；从性海出兮，放大光明。

凡躯化炁兮，自然无踪；形神俱妙兮，与道合真。

是大丈夫兮，志满天冲；白日飞升兮，能事毕功。

天仙逐节兮，百六十谐；必须熟读兮，不落旁门。

但愿同志兮，访师识真；问何人撰兮，隐士无名。

得此奇珍兮，三生有因；皆大欢喜兮，信受奉行。

跋

　　昔日余访同宗克章老兄为师，授我先天门中三般口诀：初节守心止念，调息养气；二节咽津纳气，通关荡秽；三节进火退符，温养沐浴，等诀。俱已指齐，又无大周天之后无为等法，又专诵《心经》、拜佛奏表为主，而多思虑妄想。则其识性夹杂，所修炼者，无非后天神气而已，欲得先天神炁，未之有也。此门故要成真者，鲜矣。

　　余常细阅《金仙证论》《慧命真经》《天仙正理》《仙佛合宗》《性命圭旨》《春园秘注》及诸丹经，皆有逐节次序。最初炼己而调药物，次得药、采药而行周天，到火候足而采大药，行大周天，结胎、脱胎、神化、面壁、还虚等法。如人步梯，皆要依序，逐节而上，不可躐等。因此撰成，故名之曰《修道全指逐节天梯无上甚深微妙真经》，须将大道和盘托出，弃却皮毛，独露骨髓，扫尽旁门曲径，不为盲师所惑。愿同志者，一览无疑，人人得之，个个成真，予所后望也哉，予所厚望也哉云尔。

　　时在

　　中华民国五年岁次丙辰重阳月全浣吉旦蒋植阳子沐手敬跋于灵芝山房。

　　　三教修道，惟有息中求一句，天机道破无言说。
　　　一心行善，何忧仙不成三界，我自善游乐逍遥。

　　　修道逐节书，端的上天梯，甚深微妙法，无价之宝珠。
　　　如来真实义，万劫难逢遇，幸人得之者，逍遥自在仙。

上层批注

序者论

首句之言是全书之主脑，但下四句是全书之总纲，第六七句是全书之总目。以下所序人仙、地仙、天仙等逐节口诀之次第，细论条目工夫也。

性命论

且性者，神也；而命者，炁也。双修者，即修身中神炁合一之也。故冲虚子曰："仙道简易，只是神炁二者而已。"

鼎炉论

盖鼎炉至真者，则其名不一也。或言丹田为鼎炉者，炼己待时而至精生向外拱关，用意摄回，仍归丹田，使风吹火，炼精化炁，融暖薰蒸，则机自息，此调药时之鼎炉也。或言首腹为鼎炉者，当周天时，乾首坤腹，从坤炉起采取，进火逆升三关，而至乾鼎烹炼；退符仍至坤炉温养沐浴，此炼药时之鼎炉也。或言炁为鼎炉者，神在炁中，烹炼其炁，炁则为炉，神则为火也。或言神为鼎炉者，炁在神中，禁止其炁，神则为炉，炁则为药也。此言身中外内鼎炉，有神炁则有鼎炉，无神炁则无鼎炉。今详言之，以明学者，不为外物之所误也。

大药论

且大药发生之消息，目吐金光，耳生风声，两肾汤煎，膀胱火热，腹内如烈风之吼，脐间如震雷之声，为地雷震动，天根发现。古仙所喻曰地涌金莲，曰天女献花，如红日，如火珠，即大药之象也。

养胎论

养胎者，炼炁化神之喻，非是有胎而可养也。初养胎时，且如无呼吸而如有呼吸，若胎将产时，生灭之相尚在，出入之迹犹存，其名二乘，又名如来。谓息如理而来，如理而去。《华严经》云："如来天仙道，微妙难可知。"燃灯佛云："诸行无常，是生灭法也。"入涅槃而未是证，由此而渐起，又称为渐法，仙家为养胎。其修成也，无呼吸而灭尽定矣，若胎姑未成前，浑然无物。生灭之相灭已，出入之迹寂已，心为不生不灭之心，身为不生不灭之身，从此顿悟真与虚空同。过此以上，则为真顿门，不随天地同坏，仙佛谓之胎成，后能脱胎出神。《楞严经》云："既游道胎，亲奉觉应，如胎已成，人相不缺，身心合成，日增益长，形成出胎，亲为佛子。"既喻曰胎，宜似有胎者，何也？生人之理，胎婴在腹；修仙之理，胎神在心。世人但有闻胎之名，遂谓胎中是有婴儿，可笑之甚。有志仙佛者，不可不辨之也。

出神论

先天元精，谓之真阳。得此真阳，炼性通神，入定得定，谓之阳神。不得真阳，精炁配合，入定得定，谓之阴神。止学无为枯禅，了得息无，出入心不生灭，到真空界，得出阴神，犹有生死，不免轮回小果耳。所云四果之位，生天生人之阶，只有漏尽通、神境通、宿命通、他心通，全此四通，所少阳神之天眼通、天耳通二者不与者也，不合阳神之天理，阴性不能违天故也。若天仙之道者，炼精得精，炼炁得炁，顿悟真正阳神，乃阴阳二炁合一之道，入则静定，神通太虚；出则显现，神通天地。千变万化，眼见宇宙，手转乾坤，是真阳神，即真空性体。若见真性，须合虚空，神不是神，意不是意，一丝不染，一尘不动，绝不出入，生灭绝已。得到真空实地，则见天花乱坠，方可出其阳神者也。

面壁论

九年面壁，无功可炼，神不是神，火不是火，心无其心，意无其意，恍如太虚。混混沌沌，如鸿蒙未判之形；昏昏默默，如婴儿在母之腹。不知天地人我，亦无念虑存想。炼虚无之纯阳，即寂照于上田，则须臾而不离。知混合于三田，为全体之大用，即寂灭之大定，不但九年之功，就是万载亦然。

清净歌

参悟玄机亦收心，先炼身心万法清。
身不动来心不想，口无言语为清人。
日不思量夜不梦，心广虚阔世外行。
此净工夫真难做，要人笃守二字因。
若能清净一须臾，能造如来塔三层。
一刻清净十年福，与你转世向遐龄。
清净若能守一日，来生福报五十春。
清净若能守十日，五百年福享在身。
清净若能守百日，临终天仙稳有分。
清净若能守千日，临终成佛坐莲心。
要修清净先保养，一切色景早了清。
炼到虚空无挂碍，方是无为念真经。

十静工

初次工夫坐得静，能至天地观物新。
瞬时游遍江湖海，莫记在心悟前因。

二次久定坐得静，半夜家中放光明。

四处能见微细物，不是妙道莫挂心。

三次工夫坐得静，犹如碍火烧顶门。

亦非工夫亦非病，莫吐言语听雷音。

四次久定坐得静，浑身虚飘往上行。

开眼能见天堂宝，非生欢喜莫吐文。

五次工夫坐得静，只见凶恶鬼妖形。

莫要惊慌莫猜疑，原是本身化怪神。

六次久坐定得静，能闻香风见佛尊。

莫生欢喜莫称道，莫向他人说功能。

七次工夫坐得静，脑响腹振现光明。

万道金光堂堂照，全当不见念真经。

八次久定坐得静，忽听音歌佛曲声。

能晓过去未来事，莫吐言语半毫分。

九次工夫坐得静，能观三界九天门。

并非五眼圆明照，还是神童反照形。

十次久定坐得静，自己全然不知身。

犹如枯木无痛痒，还非涅槃性皈空。

静妙歌

静中生妙妙生乐，无中生化化生真。

无数奇妙写不尽，静里修行自分明。

一静窈窈生太极，二静光辉二仪生。

三静黄庭三才会，四静和合四象升。

五静五行朝昆仑，六静六爻已安宁。

七静七政频频见，八静八卦方方新。

九静九宫都游遍，十静超出三界行。

要问此道何修法，独修性命二字因。

工缓歌

本身受苦非灾星，因人工缓不死心。
故劝修人身心死，心死原来少灾星。
要炼真空虚无极，切弗工缓多苦辛。
一次工缓多受苦，难升尾闾恐回行。
二次工缓更难进，夹脊关下分难升。
三次工缓最更难，玉枕关中难透奔。
四次工缓难射锅，芦芽穿膝亦难明。
五次工缓百节痛，身软眼花如病人。
六次工缓苦阳关，如针刺阴口难呻。
七次工缓病昆仑，如火烧顶有数旬。
八次工缓窍中疼，耳痛眼热口火生。
九次工缓病在腹，童男童女腹如娠。
十次工圆道可全，四声霹雳方是真。
九九原有八十一，个个修真受苦刑。
皆为修人心未死，去浊还清退洗新。
若能早炼心虚尽，也无痛苦病魔侵。
因你喜怒心不定，七分魔来病三分。
故要未坐心先死，心不死来枉修行。
修身先养气血满，炼丹当作活死人。
未死炼死总不死，养性如同死过身。
身如槁木寒灰意，死中自有活机生。
活中炼死死中活，犹如泥塑一般形。
人心若能常清净，天地正气归息根。
妄动真气被天夺，虚静能夺造化功。
学问之道无他说，求其放心可得成。

　　夫养呼吸者，即调养呼吸气之冲和也。浊气从有而出，清气从无而入，能效天地升降之气，养育清明而宾为阳，则身仙矣。且回视听言动，灵光返照丹田，须合虚无。古仙云："不可以有心守，不可以无心求。"若以有心守之，则真阳反不生；若以无心求之，则真阳亦不生。此乃有无两失。故曰："不执不滞，勿忘勿助，须合虚无，阳气方生。"仙云"先天乙炁自虚无中来"，合此义也。盖先天阳炁从丹田生者，即名在关窍也。夫采药者，采此阳炁也。

谓息之义，则有四种，曰风、曰喘、曰气、曰息。且夫坐时，调息行功，呼吸有声即风非息，守风则散；鼻中滞涩即喘非息，守喘则结；往来有迹即气非息，守气则劳，不合于道，即非真息。凡为调息，外气不入，内气不出，绵绵不绝，密密而行，微微而上，微微而下，呼不冲心，吸不冲肾，往来无形，存忘自知。无声无臭，不涩不滞；勿忘勿助，若忘若存。神气相依，心息相含，情境绝灭，意念俱消，无意无必，无固无我，则神自返而息自定，水火交媾，呼吸含育，一阳来复，为命之蒂，是为胎息，是为真息。息有一毫之于不定，命非己有。

凡调息时，先以鸿毛置近鼻孔，息之出入鸿毛不动为真者也。经三百息，耳无所闻，目无所见，心无所思，意无所虑。如此调息，寒暑不侵，蜂虿不毒，寿二百岁，邻于真人。然则呼吸当明节序，上文即言调源呼吸。盖呼吸节序者，如精生时当用摄精之呼吸，如药生时当用采药之呼吸，如药归炉当用封固之呼吸，如起火时当用起火之呼吸，如退符时当用退符之呼吸，如沐浴时当用沐浴之呼吸，如归根时当用归根之呼吸。欲知金丹始终，全仗呼吸成功，故有逐节次序，不可不明之也。

定静论

定之以仁义中正而主静，心有主则静亦定，动亦定。静时去人欲存天理，动时去人欲存天理，尽天理之极，无人欲之私，则定无不定，而静无不静，定静所以致中。《易》曰："黄中通理，正位居体"，即一身上下四方百脉之总会。而真意、真精、真炁、真神之出入，是此义也。虚灵不昧，中之蕴也；常清常静，中之境也；若有若无，中之妙也；无过不及，中之体也；致虚守静，忘无可忘，中之极也；喜怒哀乐将发未发、忽发之际，中之时也。邵子曰："一阳初动处，万物未生时。"以此求中，则元关一窍得矣。

欲定静必守中，守中而散乱昏沉，即不能定静必也。散乱则放下，昏沉则提起，不昏沉、不散乱，适协乎其中，则自然定静矣乎！

守中宫，调祖炁，目反观，耳反听，舌抵上腭，呼吸深潜，心神常定，则五炁朝宗。忽焉灵光自朗，虚室生白，此其验也。

定静自然，神与炁交。人身之炁，升降随从呼吸，呼吸本根即是元关，在外则为出入，在内则为升降，吸则为入为升，呼则为出为降。心者呼吸之主，呼吸无主，神炁不交。一心炼息守元关，则心息相依；一灵常与炁相随，则神炁相守。

气血循环，原应周天之度，动中不觉也。一定静，觉脉络骨节间，升降如潮应，分毫不爽。自尾闾逆上泥丸，自泥丸顺下丹田，任督交流，河车转运，皆由定静中得之。

养气歌

养气修道最为真，人能常静息归根。
天地气动能产物，男女气满可成真。
人妄正气被天夺，人静天地气送人。
气满四体为仙佛，气衰则死做鬼身。
气充肝顶三华聚，优钵菩提众花新。
气充心鼻诸佛现，灵透虚空法眼明。
气充脾肺七宝显，八宝蟾光遍体盈。
气充肾腹漕溪运，明珠献现黄河清。
气充十方万派朝，神通变化道已成。

阴跷论

夫阴跷者，奇经名也。此脉一动，诸脉皆通。盖先天一阳之炁发动，采之惟在阴跷为先。其名颇多，曰天根，曰死户，曰复命关，曰生死根，曰丰都，曰鬼户。有神主之，名曰桃康。上通天谷，下通涌泉，真炁聚散俱在此脉。能知此者，天门常开，地户常闭，周流一身，贯通上下，真气冲和，阳长阴消，水中火发，雪里花开，所云"天根月窟闲来往，三十六宫都是春"。得之者，身体强健，容衰返壮。昏昏默默，如醉如痴，此其验也。

清浊论

伍子曰：先天至精，静极自动，其炁至足而源自清，为真药物。则元神灵觉，即能和合，以觉合觉，随而采取，随而烹炼。无世缘念想，用功一刻即长黄芽一刻，则金丹可就，而仙佛可冀也。若念缘尘想，拟议习染，而后天之精因之以生，统是后天思神所致，此源之浊，弃之不用，则真炁不足而黄芽不生，乃生死可必也。或有水虽自动，而其源亦自清，则元神灵觉，虽觉不正，觉堕于尘缘习染，转为后天思神所摄，则源不复清真而用亦无成药之理。盖水源之清浊，而元神亦自知，静时神炁合一，动时神炁合一。且其神炁，同静同动，而其时至神亦自知。动不外驰，犹然合一，非清而何？动而外驰，逐妄为二，元神一驰，精炁亦驰，元神一染，精炁亦散，非浊而何？所谓"开口即乖，拟议即错"是也。如此辨得水源清浊之真者，而用则知药物清浊之真矣。夫清炁合天之本体，而后用之，与天合德，可为天仙矣。若有一毫行不能妙，同与地德，正为地仙矣。有志于天仙者，不可不辨之也。

十要歌

一要闭口三分道，行事举步守玄门。

二要先守养命宝，精神气血贯身盈。

三要一点心无念，不挂尘垢半毫分。

四要依时行坐卧，万法归一气归根。

五要冲转漕溪路，运行三关落黄庭。

六要采取灵丹药，抽添老嫩要辨清。

七要安排入鼎炉，灵胎长养婴姹成。

八要出入能变化，紧管三年最留心。

九要孩儿三岁满，还要加功养几春。

十要周圆儿长大，劝娘还未放儿身。

化无所化空色相，虚空朗彻不见形。

不生不灭不来去，慧归禅定月孤明。

待等此时无妨碍，天地有坏我无倾。

十年工

一年守养心王伏，二年精漏居丹田。

三年静极能采取，四年明心见性圆。

五年光明神通大，六年儿女口开宣。

七年一身成至宝，八年原人化金莲。

九年纯阳菩提熟，十年还乡居斗天。

盖人能通任督二脉，则阴阳二炁融通，故一身百脉皆通，何有疾病？自然长生永不死矣。且鹿能运尾闾一关，则督脉三关已通，故一身诸脉俱通，无有疾病，惟以永年长在世矣。犹言鹤龟二物，鼻息俱通任脉。论其三物，寿有千岁，何况人乎！而修道也，既转法轮以运慧命，岂有不长其寿者？而无不成其道也。若要通此二脉者，须得后天、先天二炁俱足，发生旺行，则此二脉而能通也。若无此二炁发生者，万不能通也。

修道全指

火候论

可与天地合德者，且元炁喻众星，而下田喻北极。按元炁用火候，自下田发生起，从督脉而升至上田，而转由任脉而降，归下田而止，吹运息数三百六十也，喻众星运周天，自北极朝拱起，从黄道而行至南极，而转由赤道而返归北极而止，往来度数三百六十也。圣人云："为政以德，譬如北辰居其所，而得众星朝其拱"，合此义也。盖天地定位，上下相去八万四千里。自冬至后地中阳升，凡一气十五日上进七千里，计一百八十日，阳升到天，太极生阴也；自夏至后天中阴降，凡一气十五日下退七千里，计一百八十日，阴降到地，太极生阳也。人身心肾相去八寸四分，阴阳升降，与天地无二等，故曰合德也。

可与日月合明者，而元炁有动静衰旺，喻日月之往来盈亏。且日者每昼夜行一度，每年行一周天。自冬至后，日出辰初五十分，日没申末五十分，阴中阳生，自南而北，其日渐长。至春分时，日出卯正，日没酉正，阴中阳半，南北均分，昼夜相平。到夏至长足，乃寒为暑也。自夏至后，日出寅末五十分，日没戌初五十分，阳中阴生，自北而南，其日渐短。至秋分时，日出卯正，日没酉正，阳中阴半，南北均分，昼夜相平。到冬至短足，乃暑为寒也。元炁运行，喻日长短，周而复始，其理一也。夫月者，每昼夜行十三度，每月行一周天。自朔与日并起，月行之速，而度渐离，借日渐明，比炁初生。至初八日，阴中阳半，自为上弦，借日光半，比炁长半。至十五日，阴尽阳纯，与日相对，自为月望，其光盈满，比炁候足。至廿三日，阳中阴半，自为下弦，其光退半，比炁衰半。至三十日，阳尽阴纯，与日合璧，自为月晦，其光衰完，比炁衰极也。故吕祖云："有人问我修行路，遥指天边日月轮"，合此义也。人身阴阳动静盈亏、升降运行，与日月无二理，故曰合明也。

且元炁运行，有寒热温凉，喻四时节序，分春夏秋冬，如十二辰为一日，五日为一候，三候为一气，三气为一节，二节为一时，四时为一年。则时当春者，阴中阳半，其气变寒为温，此时元炁不足，是为药之微嫩，而用沐浴温养真阳，以化寒阴，时无可采也。则时当夏者，阴尽阳纯，其气变温为热，此时元炁充足，是为药之当令，而用武火吹逼，真阳自然上升，时当正采也。则时当秋者，阳中阴半，其气变热为凉，此时元炁退回，是为药之肃杀，故用沐浴收养其本，则阴气方退，阳气不泄也。则时当冬者，阳尽阴纯，其气变凉为寒，此时元炁潜伏，是为药之归根，故用沐浴温养其源，则阴气尽极，阳气复生也。此乃火候合四时之节序也。

火药论

且佛宗所谓有善于行火者，即药因无形而生有形之象，而火自有形用于无形之机，当效真人呼吸之息处，方合玄妙机，周天之火也。故药自虚无而生，火自虚无而用。歌云："用火玄妙兮，如有无形"，合此义也。

进退论

盖进火者，进其阳火，后天气吸也；且退符者，退其阴符，后天气呼也。盖先天炁生旺之时，因后天气呼吸升降，焉得一息而运转乎？虽然炁满任督自开，若是一息运转，不合周天之道，则其脉络关窍阻塞闭处，不能尽通，故有三百六十息数。然后天气吸，成先天炁升，是谓进阳火。盖后天气吸极回呼，则先天炁随呼回降，是暗退阴符。古云："可升之时，而无可降之理"，须用神意抱住先天炁之回降，息其后天吸进之气，任其自呼之极再吸，是暗息阳火。如此一吸一呼，二百十六息，升至于天，是采取进火也。到午沐浴，养至炁旺。然后天气呼，则先天炁降，是谓退阴符。盖后天气呼极回吸，则先天炁随吸回升，是暗进阳火。古云："可降之时，而无可升之理"，须用神意抱住先天炁之回升，停其后天呼退之气，任其自吸之极再呼，是暗停阴符。如此一呼一吸，一百四十四息，降至于地，是烹炼退符也。斯为周天进退火候也。

文武论

且文火者，有温养文火，有导引文火，有扯摄文火也。且武火者，有采提武火，有吸升武火，有呼退武火也。不文火者，比文重些也；不武火者，比武轻些也。用文兼武者，先用文引，后武逼之。用武带文者，先用武催，后文调之也。

行住论

盖行住起止者，须合真意观照也。行则采取，如是即运息以合神炁之真意也。住则封固，如是即停息以伏神炁之真意也。起则采封之后，真意运息，合神炁于十二时中，子时而起火也。止则象闰之候，真意停息，合神炁于下田本根，还虚而止火也。此乃小周天之火，兼升降二候而言也。

阴阳论

夫阳者，乃下田发生元炁，名曰真阳，又曰真铅。用进火之法，升上乾顶，是为阳火，即还精补脑也。且阴者，待上田发动元神，名曰真阴，又曰真汞。用退符之法，降下坤田，是为阴符，即以汞制铅也。统而言之，即阳阴升降周天也。盖一升一降者，莫非一阳、一阴、一炁、一神耳。故冲虚子曰："欲修大道，理无别诀，即是神炁二者而已。"夫升则为炁，而降则为神；升则为阳，降则为阴；升则为火，降则为符。

采炼论

采者，采肾中之元炁；炼者，炼心中之元神。老者炁衰勿采，嫩者炁微勿取。当时者，阴极阳生待当旺时，即采取升上乾宫；而阳极阴生待当旺时，即烹炼降下坤田，温养沐浴。且采取烹炼，武火也；而温养沐浴，文火也。

沐浴论

且论周天十二时中，子、午、卯、酉为四正沐浴。子在下田，午在上田，卯在中关，酉在中田，而用温养。真阳真阴生旺盛时，专论其体也。所谓元炁运周天时，若得中和，去其武火，须用文火薰蒸默行，若仍用武火，则元炁运行被武火逼散，故有卯酉之喻，而不行火，专论其用也。古仙所谓"卯酉沐浴，得其中和，不行武火"，非真不行，及其明也。且进火、退符者，即调其沐浴之冲和神炁也。夫沐浴者，即真空虚无之景，在身中验之，暖气温温，瑞气融融，一派天然真火，氤氲薰蒸默行，古仙所谓"温温铅鼎，光透帘帷，不寒不热，无思无虑，不识不知，如醉如痴，黄中通理，正位居体，美在其中，畅于四肢"，此谓沐浴其景象也。

刚柔论

刚者阳气，柔者阴性；刚者武火，柔者文火。是以至大至刚、浩然之气发生，充塞天地，正中间时，配合道义而善养之，运转法轮，性命合一，结成牟尼，得归真空，是为尽性了命之功。然则刚阳之气发生，须用阴柔之性制伏，阳受阴制，则有收敛坚固之体；阴得阳伏，则有安心立命之所。刚柔相济，阴阳相合，武火煅炼，文火温养，运行周天，乾坤交媾，战退群阴，变成纯阳，是为取坎填离之义。且论文武刚柔之义，武不过刚，文不过柔，太刚则躁，太柔则懦，要知刚柔归于中正，方得文武二火合宜矣乎。

十逍遥

一次逍遥药归炉，十方朝拱拜北辰。

二次逍遥二脉通，八脉又通病离身。

三次逍遥舍利成，光透重重照原人。

四次逍遥九窍通，百花齐开钟鼓鸣。

五次逍遥蟾光现，黑夜光明如日临。

六次逍遥四智明，诸佛聚会闹盈盈。

七次逍遥六通灵，过去未来尽知闻。

八次逍遥见三身，五色金船去来迎。

九次逍遥五眼明，三界如观手掌纹。

十次逍遥虚空去，常替如来念真经。

下有无数更逍遥，难泄分明纸上存。

修道全指

十修行

修行要修第一清，清净无事道便生。

修行要修第一闲，闲无烦恼出红尘。

修行要修第一能，能降龙虎心意平。

修行要修第一奇，奇显千变万化形。

修行要修第一乐，乐极乘鸾跨凤升。

修行要修第一高，高升都斗坐上乘。

修行要修第一真，真金巍巍丈六身。

修行要修第一贵，贵为天上天下尊。

修行要修第一宝，宝满遍身显灵人。

修行要修第一好，好人好心做真人。

又要百事都修极，人不能行我能行。

九年歌

勤工必故行九年，四时参禅念真经。

一年发辉光明见，二年开悟妙道成。

三年性通漕溪转，四年铁锅射透明。

五年开花结圣果，六年婴儿得成亲。

七年变化神通大，八年五眼遍婴临。

九年赴会朝都斗，母子团圆笑盈盈。

今朝得见娘生面，重放莲花片片新。

三乘九品莲位定，功行两全坐莲花。

魔怪歌

修道先须学炼心，心不清净魔侵神。

故言无妄不生魔，无静原来道不生。

见怪不怪怪自亡，见魔不魔魔灭根。

见道不道道多化，见化不化道圆明。

阴多阳少生怪魔，阳多阴少仙佛成。

眼见美女奇异色，十分打动要淫人。

千般仙景无量数，万种佛台宝光明。

诸佛金童来迎接，声声接你上天庭。

有时满空仙佛往，有时莲花朵朵新。

千变万化魔无数，原来自己心化成。

三藐论

且夫大药过关者，即释氏所云"发阿耨多罗三藐三菩提之心"也。发者，一阳发生也；阿者，丹田真精也；耨者，莫生杂念也；多者，采炼修聚也；罗者，真阳满足也；三藐者，三现阳光也；三菩提之心者，采取真阳，过后三关，上升泥丸，下落黄庭，与心神合也。按《悟真篇》曰："取将坎位心中实，点化离宫腹内阴。从此变成乾健体，潜藏飞跃尽由心"，合一义也。盖心中之阴神，得肾中之阳炁，如磁石之吸铁，如水银之得铅，相亲相恋，不驰不散，和合镕化，凝结成团，则识心渐死，而佛性渐灵，法轮常转，佛日增辉，则妄念绝无，正念自存矣。

调息论

且夫人之修仙者，用功口诀则有五乘也。初修人仙行功口诀："清净无为，调息养生，流通气血，苏畅周身，阳长阴消，却病延年，自然之理。"按吕祖云："人之气血本流通，营卫阴阳百刻周。岂在闭门学行气，正是头上又安头。"盖人一身上下左右正经十二，奇经八道。两手三阳之脉，自手至头，各长五尺，共得三丈；两手三阴之脉，自胸至手，各长三尺五寸，共得二丈一尺；两足三阳之脉，从头至足，各长八尺，共得四丈八尺；两足三阴之脉，从足至腹，各长六尺五寸，共得三丈九尺。男阳女阴，两跷由足至目，各长七尺五寸，共得一丈五尺。前任后督两经，由腹环背，各长四尺五寸，共得九尺。统计周身正奇经脉，十六丈二尺。

盖天一日昼夜十二时，每时八刻，每刻十五分，加闰四刻，共得百刻，共计一千五百分。合人之气，出呼入吸合为一息，共十二时，计万三千五百息。出入一息，脉行六寸，每一分时出入九息，脉行五尺四寸。每刻十五分，百三十五息，脉行八丈一尺，则二刻三十分，二百七十息，脉行十六丈二尺，为一周身之度。每一时一百廿五分，一千一百廿五息，脉行六十七丈五尺，为四周身之度。共十二时百刻，一千五百分，一万三千五百息，脉行得八百十丈，为五十周身度数。此乃呼吸之息，以定脉行之数。阴阳营卫气血流行，合昼夜百刻之详，分周身五十之度。

前有三宫之府，泥丸、绛宫、黄庭，为神气栖泊之所；后有三关之窍，尾闾、夹脊、玉枕，为神气通畅之路。如调息行宫，须臾不离，每日所长元炁，六黍有奇。调之一月，所长元炁共得二铢。调之一年，所长元炁共得一两。此言常人呼吸出入，以喉而论。

自一岁至二岁半，所长元炁共六十铢，一阳生乎复卦。至五岁足，又长元炁共六十铢，二阳生乎临卦。至七岁半，又长元炁共六十铢，三阳生乎泰卦。至十岁足，又长元炁共六十铢，四阳生乎大壮。至十二岁半，又长元炁共六十铢，五阳生乎夬卦。至十五岁足，又长元炁共六十铢，六阳生为乾卦。盗天地三百六十铢之正炁，禀父母二十有四铢之祖炁，共得三百八十四铢，以全周天之造化，而为一斤之气数，即《易》所云："利见大人，君德之象。"斯时之际，纯阳既备，微阴未萌，精炁充实，如得师指修炼性命，立可成功。

自此以后，情欲一动，元炁即泄，不知禁忌，贪乐无休，每岁所耗元炁八铢。如是推算，自十七岁起，至廿四岁时，共得八年，以耗元炁六十四铢，应姤卦一阴初生。品物咸章，淳浇朴散，去本未远，履霜之戒，已见于初。若勤修炼，则阳将还，所谓不远而易复矣。自二十五岁至三十二岁，如此八年，亦耗元炁六十四铢，应乎遁卦，二阴浸长，阳德渐消，欲虑蜂起，真源流荡，血气力刚，志力果敢。若勤修炼，则基建筑，所谓不力而易成矣。由三十三岁而至四十岁，于是八年，又耗元炁六十四铢，应乎否卦，天地不交，阴阳各分，阴用事内，阳失位外。若勤修炼则危者可安，而亡者可保。由四十一岁至四十八岁，于是八年，又耗元炁六十四铢，应乎观卦，二阳在外则阳德微，四阴在上行而阴气盛。若勤修炼，抑方盛之阴柔，扶向微之阳德。从四十九岁至五十六岁，如是八年，又耗元炁六十四铢，应乎剥卦，五阴并升乎上，一阳将返乎下，阴气横溃，阳气仅存。若勤修炼，如续火于将穷之木，若布雨于垂槁之苗。从五十七岁至六十四岁，如是八年，又耗元炁六十四铢，应乎坤卦。天地父母元炁三百八十四铢，耗散已尽，纯阴无阳。若勤修炼，则阴极而能复其阳，知死中而得反其生。如不然者，呜呼死矣。

若夫至人，呼吸出入以踵而论，出息细微上至天根，入息绵密下至月窟。邵康节云："天根月窟闲来往，三十六宫都是春。"若论出入细绵息状，先以鸿毛置迎鼻孔，呼出吸入不动为真。如是调息，一呼一吸，脉行九寸。且每一时一百廿五分，一千一百廿五息，脉行一万一百廿五丈，每周身脉十六丈二尺，分实六百廿五周身。每一昼夜共十二时，营卫阴阳共行七千五百周身，所长元炁共得十黍。如是调息，须臾不离，至于十日，所长元炁共得百黍，即一铢也。若人至十六岁，元炁充足有余，至十七岁一年满耗元炁八铢。如是调息，须臾不离，至八十日，复还一年元炁八铢，仍得斤数，而采大药，即行大周服食金丹，则成人仙。

至十八岁，二年满耗元炁二八十六铢。如前调息，须臾不离，百六十日可复元炁二八十六铢。如是而论，人增一岁，元炁耗八铢；调息行功，年多一岁，加功八十。勤行不息，复还八铢，自十七岁至廿四岁之人，所修每年漏耗元炁八铢，共耗八八六十四铢。调息行功，须臾不离，而至六百四十日，复长元炁八八六十四铢。自廿五岁至三十二岁之人，所修共耗元炁一百廿八铢。调息行功，须臾不离，而至一千二百八十日，复长元炁一百廿八铢。自三十三岁至于四十岁之人，所修共耗元炁一百九十二铢，调息行功，须臾不离，至于一千九百廿日，复还元炁一百九十二铢。自四十一岁至四十八岁之人，所修共耗元炁二百五十六铢，调息行功，须臾不离，至于二千五百六十日，复还元炁二百五十六铢。自四十九岁至五十六岁之人，所修共耗元炁三百廿铢，调息行功，须臾不离，乃至三千二百日，所还元炁三百廿铢。自五十七岁至六十四岁之人，所修共耗元炁三百八十四铢，所得天地父母元炁斤数俱已耗尽，复返于坤，纯阴用事，阳气未萌。若勤修炼，时时采药，时时栽接，则阴极而能生阳，知穷上而能返下，革柔为刚，返老为童。调息行功，须臾不离，乃至三千八百四十日，所还元炁三百八十四铢一斤阳数，补足乾元之体，如十五岁之童。采得大药，行其大周服食金丹，则成仙矣。

　　予有一联曰："三教修道，惟在息中求天机，一句道破无言说；一心行善，何忧仙不成我任，三界善游乐逍遥。"《感应篇》云："欲求天仙者，当立一千三百善；欲求地仙者，当立三百善。"道经云："若不立身行阴德，动有群魔作障缘。"盖道之与德，如鸟之与羽；则行之与功，如目之与足。若缺一者，即无用矣。钟离祖云："有功无行如无足，有行无功目不全。功行两圆足目备，谁云无分作神仙？"所谓修道必先行善，然后成仙所可望也。噫！如此而言，我犹不信人寿同登六十四岁，为何生下死去，以至八九十岁，该不可定，此是何谓？答曰：予之所论，惟在天道方面一边，人之生死大事，非并天理气数，因果报应，言在其中矣。凡人生初，父母交合，不得真阴，不能成孕。且真阴乃前世与父母有恩冤之魂，此魂一到，父母交则成孕。此阴不到，虽交亦不成孕。盖此阴魂，前世修善作恶等事，而与天理气数相应。生下之时，囡地一声，性命各分。所禀气数深厚，则得福寿康宁，富贵嗣兴；所禀气数浅薄，则受夭病残病，贫贱孤独。可照命书推算，一定不易之道。若后为人大善大恶，则算其命，就不中矣。

此阴若是前生多修，而与父母有恩有缘，生下为人，康泰无灾，孝悌忠信，正心无私，荣华富贵多寿，扬名后世，只所禀气数厚也。此阴若是前生少修，而与父母有冤有仇，生下为人多病身弱，忤逆不孝，不悌不忠，败家行凶少寿，以致父母恼恨不安，财命二化，人家冤怒，只所禀气数薄也。此皆天理昭彰，善恶因果，报应分明，在于一切经忏果报等书，讲得明白，使人可看，非予捏造。故道书云："欲修仙道，先修人道；人道不修，仙道远矣。"理之固然也。

道魔歌

道高一尺魔丈生，道不高来魔不兴。

身若无道魔不起，人若无魔道不成。

道魔原来同根发，道无魔来不成功。

任他千魔总不改，万魔不退方可成。

火候论

盖火候有逐节次序者，即使呼吸之火，依时更变，当用则有候也，不可一概而混言之。如初调养本源之时，则当用调源之呼吸；如是调至精生之时，则当用摄精之呼吸；如药产生之时，则当用采药之呼吸；如药归炉之时，则当用封固之呼吸；如进火之时，则当用进火之呼吸；如退符之时，则当用退符之呼吸；如沐浴之时，则当用沐浴之呼吸；如归根之时，则当用归根之呼吸。金丹始终全仗呼吸成功，故有逐节次序矣。

夫调源之呼吸者，即用调源之文火也。先须舌柱上腭，口闭牢封，甘露生候满口咽下，身正腰直，不偏不倚，心正意诚，勿忘勿助。神守黄庭，不执着相，即心之下，乃肾之上，八寸四分之中，一寸二分之内，名曰腔子里，乃心肾往来之路，为水火既济之乡。用眼虚察，凝韵内听，含光默默，调息绵绵，上不冲心，下不冲肾。微微而上，至于天根；微微而下，至于月窟。天根者，山根也；月窟者，丹田也。康节师曰："天根月窟闲来往，三十六宫都是春。"凡调呼吸之气，必由山根而出入，至于丹田而回转。故禅师曰："吾身无孔笛，颠倒两头吹。"久而行之，或分开两腿，从两膝下到足大趾，转入涌泉，而过足跟，循足腕上，而到尾闾，合作一处，直至夹脊关上，随分两臂而行，循手外侧至于手背，转过中指，循行手掌，而到手腕，至于肩井，并行耳后，上至玉枕，合为一处，上脑至顶。复下明堂，而到上腭，以舌迎之，仍至丹田，此谓一字法门。庄子曰："真人之息以踵"，即调息深深之义，即合此一字也。

半有半无，若亡若存，时时调和，刻刻无间，气机自然流转，骨节自然疏通。古云："常使气通关节透，自然精满谷神存"，合此义也。久行纯熟，不觉丹田内动，炁发窍开，阳物勃然外举。若不煅炼，则精必溢出矣。当用摄精之呼吸者，即用火之摄归也。回光返照龙宫，凝神入于炁穴，以我真意宰之，用我真息摄之，念念在兹，息息归根。此时神气将交未交之时，炉中之神，依乎元炁。以丹田为炉，以阖辟为箱，以意定而为火，以息嘘而为风，绵绵密行，默默薰蒸。镕灼一时，阳物自缩，漏尽之资，化为之气，归于炉中。寂然不动，放心安容，依然无事，此乃武火之功也。盖武火摄归者，用我呼吸之气，必从阴跷相迎，摄彼真气归源，而不离乎真意，而为之主宰矣。故要一意驭乘二炁，则鼓舞摄归，总在意之能耳。盖炁发生之时，原是下流顺出，故用呼吸摄之。若不借呼吸消息之鼓舞，则一神而难摄，而炁亦难归。必须神气兼用，而炁自归炉矣。

精炁既归，神炁已交，阳气方定，又当忘息忘意，用文火养之。不息而嘘，不存而照，但忘息即不能以火薰之，而用息即是不忘。息无不泯之谓嘘，欲嘘不觉之谓忘也。但忘意即不能以神照之，而用意即是不忘。意无不存之谓照，欲照不悟之谓忘也。忘与照，一而二，二而一也。息随意嘘而存，存而嘘也。当忘之时，其心湛然，未尝不照；当照之时，纤毫不立，未尝不息也。忘照纯一，意息无双，自然清净虚无合体，我不知有身，身不知有我，是为真忘、真照、真息、真嘘之文火也。文火既足，夜半忽然药产神知，光透帘帷，阳物勃然而举。当用武火采取，存神用息，逆吹归源。药既归源，当用文火封固，不令药之外驰，不息而嘘，不存而守，封固温养，即正子时沐浴。

待养候足，不觉药产之景又到，即起周天之正子时，当起武火采取上升，运行周天。先用文火柔引，后带武火催逼。到卯沐浴，仍用文温，待至生旺，仍用武升。至午沐浴，仍用文养，待至生旺，退符烹炼，武火吹降。至酉沐浴，仍用文温，待至生旺，亦用武降。至于归根，即亥末子初时，仍用文温，即闰余候，但炼亡照顾封沐归根，俱用文火温养之法。而采取交媾，周天升降，俱用武火烹炼之法。然阳生所谓活子时，而药产亦谓活子时，两段工夫当明次序。周天运行火候，谓周天之正子时。用火调药炼药，谓养火之活子时。

然而候者，亦非一说。不论阳生乃之药产，但有炁动即为一候，以神用炁又为一候，此乃神炁会合二候。又曰阳生而为一候，则其药产又为一候，此乃药炁生时二候，故曰二候采牟尼也。药炁既采，往外用武采归炉中，则为一候；药炁既归炉中，用文温养封固，又为一候，亦曰二候采牟尼也。升、降、沐、浴，谓之四候。总谓之六候，此乃周天十二时功所用之六候也。候法虽多，亦不必执着，不过是阳生调药产时节，采归运行子午卯酉归根即是也。然其中候法，亦要明白。当用呼吸更变文武火之时候，若不明白，则文武火不能如法。

所谓火候不传者，非不传也，即此难言也。夫火是火而候是候，不可混一而言之也。盖候既有六言，而火当有三说。一曰后天呼吸之火，古仙所云起火、进火、引火、催火、逼火、行火、止火是也；二曰先天元炁之火，上圣所云运火、取火、提火、坎火、坤火、水中火、炉中火是也；三曰先后神意之火，高真所云凝火、入火、降火、以火、移火、离火、心火是也。凡呼吸之火，能化饮食之谷精而助元精；凡神意之火，能化元精而助元炁；凡元炁之火，能化呼吸识神而助元神；凡元神之火，能化形骸还虚而助大道。盖修仙者，成始成终，皆承火之力，以登大罗之金仙。所谓火者，故有逐节事条，岂可执一而言之也！在学之者，自当明白耳。

十字文

学道人，求出世，先求无事。

过去事，现在事，心不提起。

未来事，也不可，思前想后。

去恶心，除妄念，须行忍辱。

扫贪嗔，灭痴爱，要用慈悲。

眼不可，看四方，闭目存神。

耳不可，听人言，养耳凝韵。

鼻不可，分香臭，调息和平。

舌不可，贪滋味，咬牙抵根。

心不可，起妄想，定住玄门。

意不可，有颠倒，吊在双林。

身不动，水朝元，精还实足。

心不动，火朝元，气满神圆。

性不昏，金朝元，魂藏梦绝。

命不沉，木朝元，魄定淫忘。

意不散，土朝元，金丹成就。

闭目瞑，上田久，神足清宁。

中田久，心明朗，气得长生。

下田久，阴化阳，春和物新。

休好胜，休习能，休赌力食。

食有忌，空心茶，黄昏饱饭。

忌生硬，忌寒辨，少吃咸酸。

忌朝酢，忌晚姜，大忌香油。

忌茄茉，忌瓜杏，少吃菱荠。

休多饱，休饥寒，休提重物。

休烦恼，休喜乐，宽心和意。

切不可，忙吃食，性急如火。

走要缓，静低头，四面不看。

立要直，莫久停，慢慢坐下。

坐要正，莫硕郁，齐脚敛手。

卧要躬，莫仰覆，靠首搭腹。

切不可，行死工，硬做硬坐。

若多走，气力散，伤筋损骨。

若多立，手足虚，伤精损神。

若多坐，血不和，伤皮损肉。

若多卧，气不转，伤肺损心。

最大忌，多死卧，神昏梦乱。

最大忌，走远路，筋骨伤损。

最大忌，多讲话，散气耗神。

最大忌，劳苦坐，死靠滞塞。

七言歌

行住坐卧四字勤，全在不离定玄门。

总要死心学无事，还要先养己身盈。

身体康泰在后坐，静修性命稳功程。

修性若还不修命，虽有功按病魔侵。

嘱咐世人牢牢记，性命双修要留心。

先天精失后天补，后天补足可修行。

先天气失保后天，后天气足可养神。

先天神失后天守，守得后天先天生。

得此三真休寻外，无仙修养便为真。

若然三宝能守足，万邪不敢到家门。

气足不思鲜美食，精足不思美娇淫。

神足不思安床睡，自然三宝变化形。

意定土安精化气，身定水安气化神。

心定火安神化虚，自然刻刻进功程。

功程到手候时来，时行时止得阳生。

一阳生来原是道，火降水升结为姻。

穿衣吃饭常来会，无字真经如车轮。

饥来吃饭冷穿衣，倦者安眠保全身。

作事幽缓心清净，六神和合保安宁。

虽坐不能断思想，玄妙菩提不能生。

虽卧能断百思想，玄妙菩提时时增。

虽住人安心不安，真经全然无转轮。

虽行体动心不动，真经椓椓不绝声。

行住坐卧全取定，还要心宽养精神。

有时身劳心难劳，思虑不断神难清。

饮食不节身昏重，声色不断心不明。

心不能明神不化，神不能化道不成。
故要有为皆断绝，单求方寸一点灵。
穿吃闲忙时常对，依时静坐定南针。
子时向北守心坐，午时向南定玄门。
卯时要朝东方坐，酉时向西采真经。
真经须要知老嫩，求师口诀指分明。
刚柔配合与升降，封固调养要说清。
清结丹源多静养，保守十月可产生。
产生出定速归原，乳哺三年可离身。
三岁小儿多照管，管至八九略放心。
再管日后身长大，儿能产子化众生。
千百化身无其数，还未夸口好称英。
恐有强神魔鬼敌，再宜收炼一处形。
化无所化成光体，不怕妖魔鬼怪精。
与天同体还不灭，万古常存如日明。
天有混沌地有崩，佛在天外光更新。
欲求仙佛性要安，嗔怒大醉戒为先。
此事原来伤丹药，防失精神坏先天。
又要八节调和乐，作事行动宜缓闲。
发宜多梳气宜敛，齿宜抵叩津宜咽。
饥宜梳头饱洗浴，饮食寒热作定先。
春月少酸宜吃甜，夏宜增辛戒苦寒。
秋宜省辛咸为便，冬宜吃苦戒咸酸。
季月少酸甜略戒，自然脏腑保平安。
春寒莫要棉衣薄，夏月汗多换衣先。
秋冬渐寒衣加添，四季调和避风前。
惟有夏月最怕寒，冷水瓜果忌口边。
一切五味少吃好，薄粥淡饭寿可延。
太饱伤神饥伤胃，太渴伤血多伤元。
醉后强饮饱强食，此人患多病连年。
以上生道并延寿，再修清净养为严。

文昌帝君戒淫宝训

孽海茫茫，首恶无如色欲；尘寰扰扰，易犯惟有邪淫。拔山盖世之雄，坐此亡身丧国；绣口锦心之士，因兹败节堕名。始为一念之差，遂至毕生莫赎。何乃淫风日炽，天理沦亡。以当悲当憾之行，反为得计；而众怒众贱之事，恬不知羞。刊淫词，谈丽色，目注道左娇姿，肠断帘中窈窕。或贞节，或淑德，可敬可嘉，乃计诱而使无完行；若仆妾，若婢子，宜怜宜悯，竟势逼而致玷终身。既令亲族含羞，尤使子孙蒙垢。嗟嗟总因心昏气浊，远贤亲佞。岂知天理难容，神人震怒，或妻女酬偿，或子孙受报。绝嗣之坟，无非好色狂徒；妓女之祖，竟是贪花浪子。当富则玉楼削籍，当贵则金榜除名。笞杖徒流大辟，生遭五等之诛；地狱饿鬼畜生，没受三途之苦。从前恩爱至此成空，昔日风流而今安在！与其后悔于无从，孰若早思而勿犯。奉劝青年烈士，黄卷名流，发觉悟之心，破色魔之障。芙蓉白面，不过带肉骷髅；美艳红妆，乃是杀人利刃。纵对如花如玉之貌，常存若姊若妹之心。未犯者宜防失足，已犯者及早回头。更祈辗转流通，迭相化导，必使在在齐归觉路，人人共出迷津，则大恶既除，众邪自消，灵台无滞，世荣垂远矣。

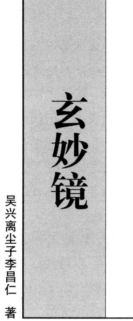

玄妙镜

吴兴离尘子李昌仁　著

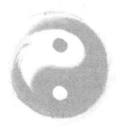

玄妙镜序

　　夫道者，出于天地之先。瑶池金母，是为大道之根，天地之宗，仙佛之母，万佛之祖也。自天地之中浩然之气阴阳凝聚，有温热之气薰蒸而后生人也。盖四大部洲，先生水、火、木、金四老，后产中央黄老。上天大星之中，化道金光坠地，翼抱黄老，俯抚而呼，即玄玄圣母是也，共成五老而合五行化育之根。由水、火、土三老在于山顶，照助金、木二老，安炉立鼎，煅炼七七之日，婴儿姹女方能产育。木公、金母，各抱抚养成人。婴姹婚配，产生二男二女，抚养长大，各配婚姻，以后婴姹退位，依父母修炼而后人根兴旺，遍生天下。

　　以至盘古首君，开路搭桥，以通往来之始。后出三皇，无非得道修真。伏羲、轩辕、尧、舜、禹、汤，亦得真传。至周初出老聃，三教宗师；周中诞生悉达；释教根由，周末产生孔丘，儒家圣祖，以及颜、曾、思、孟，皆受心传。故汉唐大道将兴，成仙无数。及至梁朝，大道以衰，达摩才下东林，道传神光二祖，以至六祖惠能，释家大道以闭。直待宋元，大道复兴，仕民得道成真者十万余人，拔宅者八千余家。明清大道又衰，稀见得道成真。

　　余偶遇异人指点性根命蒂，修炼悟真，参详数十余年，收尽丹经，剖明大道之真伪，方得明心见性，故作《玄妙镜》三篇。言虽浅露，情关切实，繁芜扫尽，独露真谛，直指真传，天机泄尽矣。自古迄今，三教圣书，千经万典，玄理幽深，若显若隐。不说首尾、中间之用，一味杂乱。统书虽有注释，又无首尾、中间之分，论周天不说大小，讲药苗未明内外，大小内外混矣。百日、十月、乳哺、面壁之别，一概杂言混语。后贤如何参得明白，何能凑合配用？此误后世高贤错用心机，何以了生死大事？

　　余见不忍，恐后世圣真坠落旁门，故述此书，真实口诀，直言直笔，真诀全露。古圣未泄，今已泄尽；前圣未露，吾已露尽。然此书实为天下之至宝，凡夫所罕闻，上天之灵梯，成圣之宝筏。破尽三千六百旁门，九十六种外道一笔扫除。按图设象，指明下手功夫，使后学不被旁门邪术所迷，有凭有证，不落盲师所惑。

自古迄今以来，仙佛圣真，心传秘语，不载于书。噫！至尊至贵之道，今已泄尽。后贤得遇此书，三生有幸也。至诚参透经中之玄妙，求师指示修炼之法则，成仙成佛有何难哉？余愿诸公各得此书一部，共体吾之慈悲救世深衷。是为序。

　　　　　　时大清同治五年杏月望日　吴兴弁山离尘子李昌仁谨序

玄妙镜入道真诠卷上

跨塘桥离尘子李昌仁　著

生人生仙说第一

离尘曰：天地能生人，人能返天京。无中生有相，有中生无形。轻清上浮曰天，重浊下凝曰地。天地浩然之气而能生人，人有浩然之气可能产仙。先育人而后有仙，此乃天地自然之理也。先天虚无浩然之气，能生天地日月。人身、万物之类，尽皆一气化育。天有浩然之气降下于地，地之玄气升上于天。天有阳中之阴，虚无之火逼下于地；地有阴中之阳，逆上于天。天降地升，阴阳温暖之气薰蒸，自然凝结，久久胎圆气足，自然而然，产育人身以及四生六道万物之形也。天是大天，可能产人；人为小天，亦能育仙。故以首为天，腹为地。人身之中亦有浩然之气，能活命，又能产仙矣。

若人访求明师，指点性根命蒂，乾天之气降下坤腹之中，坤地玄气升上乾首之内，天降地升，阴阳凝结，湿热薰蒸，圣胎圆成，然后阳神出现，是为仙矣。久久纯熟，脱壳飞升，浑入浩然玄气之中，与天地仙佛圣真同体，永劫常存，聚散随心，遨游人间，逍遥无穷矣。

余故曰：大道乃浩然之玄气，强名曰道。夫道者，有动有静，活泼泼，光烁烁。此气转入人身之中，混融包含，随后天之气而出入，通以天地虚空之中，虚空玄气入于人身之内。身内玄气出，虚无玄气入，出入不息，须臾不离也。所以天地能盗人身之中玄气，盗尽则死。若遇明师指示，反夺天地之玄气入于身内，玄气充足而不死也。此修仙学道，别无他术。故凝神聚气之功，善养浩然之气，长生不死之道矣。故气旺则生，气衰则亡。人能夺此天地之造化，载运神功之妙用，盗虚无之玄气，炼八宝之金丹，即圣胎圆成，阳神超出虚空之中，了道成圣有何难哉！所谓先天大道至简至易，至贵至尊，若不真诚，难免易得易失。错过奇缘，只怕万劫难逢也。

人道说第二

离尘曰：欲求天道长生，先尽人道为务。人道者何？为人君止于仁，为人臣止于忠，为人子止于孝，与朋友交止于信。古来忠良不少，谈叙你们知闻。但凡忠臣良将，为国亡身，困苦千般，忍辱无争，死超天堂胜境；又有节孝之人，没后引入仙班。上天丝毫不漏，善恶赏罚分明。吕祖云："欲修天道，人道合仙，参而行之，仙圣同肩。"盖天岂有不忠不孝之神仙乎？

天道论第三

离尘曰：天道者，天理也。虚无浩然之气曰道，道存则生，道散则亡，乃是生杀之主也。人能穷究性理，天道近矣。《中庸》云："天命之谓性，率性之谓道。"曾子云："知止而后有定，定而后能静，静而后能安，安而后能虑，虑而后能得。"知止者，止住名利恩爱一切妄想，对影无心，万缘皆空，是为知止。知止而后心可定矣。定者，定在气穴之中，如猫捕鼠，如鸡抱卵，一念不起，一尘不染，以为定矣。能定而后可静，静者，内无其心，外无其形，杳杳冥冥，虚极静笃之时，是为静也。能静而后可安，安者，神气冲和，薰蒸一身，视之不见，听之不闻，万法归一，神凝气聚，百病全消，是为安也。能安而后可虑，虑者，知觉不昧，一阳初动，药产神知，此时必要虑也。不虑，真气聚而复散，枉费前功矣。心意恍惚，药产外驰，用意采药归炉，倘然心不虑，则神驰气散，药苗不能归根。故曰：虑而后能得。得者，得药也。得药归炉，封固温养，候时采取，运行周天升降之法度。候者，药苗老嫩之时候。动旺不取，当面错过。久炼气足，金丹有成矣。

三花聚鼎五气朝玄论第四

离尘曰：三花者，精、气、神也。精气神者，夜住于肾，昼住于三。

三者，精在耳，气在口，神在目。视听言动，日日渐亏。修丹之士，将三宝收归于金鼎之内，是为三花聚鼎。五气朝玄者，即金、木、水、火、土也，昼夜各安方位。昼则金气住目，木气住耳，水气住口，火气住鼻，土气住皮。夜则金气在肺，木气在肝，水气在肾，火气在心，土气在脾，日有所衰。故必明师指示，回光返照，朝聚于玄关之处，是为五气朝玄也。

玄妙论第五

离尘曰：学道不得玄妙，大道难成。玄妙者，机关也。凡事都有机关，万物亦有玄妙。天文不知玄妙，星宿难晓；地理不明玄妙，正穴难逢。旁门不知玄妙，无人信心；外道不得玄妙，阴神难出。修行不识玄妙，正旁难分；访道不明玄妙，明师难晓。求道不知玄妙，口诀难真；参丹经不识玄妙，真伪难辨。炼己不得玄妙，万缘难了；筑基不得玄妙，一阳难生；外药不知玄妙，小药不产；采药不得玄妙，药不归炉；口诀不传玄妙，老嫩难分；采取不得玄妙，药不同行；运用不得玄妙，药苗不转；温养不得玄妙，时候难分；武火不得玄妙，神气难分；进火不得玄妙，空运周天；退符不得玄妙，药不归根；沐浴不得玄妙，神不冲和；用功不得玄妙，金丹不结；小周天不得玄妙，药火不止；采大药不知玄妙，大药不生；大周天不得玄妙，药不过关；过关不知玄妙，药聚复散；归中不知玄妙，药物难牢；养胎不得玄妙，食气难绝；定胎不得玄妙，圣胎难圆；超脱不得玄妙，难迁上田；乳哺不得玄妙，天仙无分；面壁不得玄妙，金仙难成。

问曰：玄妙如何得法？

答曰：心法玄妙，必要师传。口诀玄妙，载在丹经。故必觅访明师，指示玄妙法则，大道可成，金丹可结，圣胎可圆，阳神可出，天仙可成矣。余参丹经二十余载，还未参透玄妙，并无效验。后遇至人指示，又参数载，悟透玄微，果然与丹经同理，方晓修炼法则，上古圣人，口口相传玄理，不载于经中。古圣人口诀载经，不敢明露。现在圣人不但口诀载经，又画图像，使修丹之士，参明丹经，求师指示玄妙，拨清入室下功，必先戒除淫身、淫心、淫念。倘若除之不净，焉能炼得精，炼得气？金丹不能结，圣胎不能圆。故必炼得淫念尽净，方可下手修炼，成真有望矣。

贤圣仙论第六

离尘曰：人已得遇明师指示真诀，红尘世事难了，名利恩爱难舍，虽真假善恶参明，凡情看破，五伦俱全，不惜银钱，救济贫寒，行功立德，众善奉行，始终不移，有功于世，药妙不得，是为贤人也。或者得遇至人，口诀又明，功夫勤参，药妙自得，常有效验，度醒群迷，行功立德，凡圣两全，惜未勤修苦炼，未免金丹不结，是为圣人也。再者，得遇明师指示真诀，离家割爱，大隐市廛，或隐名山，万缘了却，苦志坚心，昼夜勤功，至死不变，久久功成，药苗以得，金丹以成，长生不死，是为仙人也。

孝师篇第七

离尘曰：凡学道修仙者，务必敬师如神，殷勤伏侍，日夕不离，低心受教，事事遵依，逆来顺受，顺考莫贪，苦志坚心，自然明师真诀肯传。不然者，枉遇良辰。余故曰：今世若不修成道，万劫苦海不能超。你学道，心好高，不肯低心下气抛，愿往地狱受煎熬。劝贤良，要改好，亲师近友学道高。敬师尊，孝顺好，求师指示上天桥。勤护道，办事好，苦行限满方成道。金丹结，圣胎完，阳神透出九云霄。到此时，哈哈笑，孝顺师尊天来报。

访师修真论第八

离尘曰：修仙必要仙传，方能悟得玄妙药物，成得金丹圣胎。若投盲师，是他自己不知，焉能教人？凡修仙学道者，必得前世有功，今生有德，还要祖善不昧，德感天心，方可得遇明师指点修炼法则。自立冲天大志，铁石心坚，万缘了却。又必财侣双备，觅一净处，方可安身。若然志弱性劣，心贪牵连，难舍难离，况祖人无德，自己无功，不能感天，至人难遇，真诀不闻，不能真修实炼，只得修持旁门来生鸿福，与仙道远矣。倘若正道已得，死心定意，言不相交，身若泰山，再访二个伴侣护法，出入有时，手不妄动，心不乱思，口不言谈，耳不妄听，是为保精、养气、存神之道也。

缘对论第九

离尘曰：世之因缘，不可对也。我一缘、二对、三弃缘。倘有我在，不能了道。无我方能道成，切不可缘对。缘对者障道也。又曰：无名火从因缘而起，万缘不着，空空无心，无名火就可灭矣。盖妄念起处，即是生灭；妄念息处，即是真元。故玄门以止念为本，释教以无念为宗。无念者，扫除邪念。念有、念无、念善、念恶，乃至苦、乐、生、灭，即名邪念。一切扫除，无心无念，谓之正念。上古仙佛圣真，皆因冥心息念，而得玄妙也。古圣云："玄妙真诀无多语，识破原来笑杀人。"

凡精、气、神三宝，皆从眼、耳、鼻、舌、身、心、意散失。外不能坚固，以致未老先衰，不能长生也。若人访求明师，指示鼎炉琴剑，四象和合，又将精、气、元神收归于内，安炉立鼎煅炼，可能精满生气，气足生神，神全神仙成矣。光照大千，与佛齐肩，逍遥天外也。又曰：修仙一事，别无他术。初用敲竹唤龟、鼓琴招凤之权法，次用龟蛇盘旋、龙虎争斗、婴姹同房、黄婆伴侣，静养龙珠，不失时候，运行抽添，丹成止火，温养圣胎，铅干汞尽，胎圆出神，调神出院，变化无穷，天仙成矣。

真心修行说第十

离尘曰：修行必得真心实意，还要慈悲忍辱，贪嗔痴爱万缘顿除。古人云："不离方寸无间断，何愁静土不圆成。"离尘曰：欲想神通显现，只要一年昼夜无休息，行住坐卧转分明，晨昏时刻看火候，才可胎神保得全。守到食气已绝，二气全无，百脉俱定，方可阳神出现，变化神通，任他天地有坏，这个不坏也。

辨道论十一

离尘曰：修炼金丹，许多难处。筑基筑得玄妙，药物是真；不见玄妙，药物是假，采之无成也。又水源清澄，药物是清；水源不清，产药亦不清澄，采之无用矣。采药之时，采至不老不嫩，金丹易成。倘药老太过亦无用，太嫩药微亦不能成丹。然炼丹之法，难之又难，不得真传，大道难成。

又曰：得了一，万事毕，岂不是无心系事，无事累心？既无心无事，心空朗耀，对境无心，万缘不挂，可以入室下功。不然者，枉费财力。故曰：得道者如牛毫，成道者如兔角。果有明师传授真诀，学人心诚意切，勤行不怠，苦志坚心，立功立德，如是之人，哪有不成之理乎？

火候周天说十二

离尘曰：《参同契》云："《火记》六百篇，百日筑基，采运周天。"一周十二时，自子到巳为六阳，每时三十六爻。自午至亥为六阴，每时二十四爻。六阴六阳共成三百六十爻。除卯、酉二时沐浴不算，一周天三百爻是小周天之数，外丹成就。采大药过关服食中田，此一周天亦有三百卦爻之数。二周共成六百卦爻，结成灵胎矣。曰："六百火候，胎完出神、乳哺、面壁无周天之火，无时无爻也。"又曰："左旋右转三十六，是为进阳火；右旋左转二十四，即为退阴符。"又曰："三十六侯，一候为先"，此言圣候，非凡候也，即子时进火为先，即是三十六爻神功之妙喻也。又曰："四撰之说，进升丑、寅、辰、巳为之四撰，退降于未、申、戌、亥又为四撰。"又曰："一时分为六候，二候采牟尼，四候别神功。"二候采牟尼者，采药归炉为一候，采取运行为一候。四候别神功者，子、午、卯、酉四候，别有妙用也。

内外法财侣地论十三

离尘曰：大修行之人，法财侣地，缺一难成也。在内者，法是真诀妙法，鼎炉琴剑；财者，金乌玉兔，黄金白银；侣者，黄婆真意；地者，丹田至善之地也。在于外，法者修行之所，家伙什物；财者，金银财帛（古人云：欲求天上宝，须借世间财）；侣者，伴侣护法；地者，清静之地。言不相交，事不相涉，检密行之，和光混俗，随机应变，不论市廛深山，密修至道为要。《归金策》曰："我欲复归于世，力绵事大难为。"葛仙翁云："吾已得诀，三十年来，叹无法财，难了至道。"张三丰云："欲访外护，未遇高贤，把天机怀抱数十年。"又曰："无钱难修炼，不敢对人言。恨只恨我无钱，昼夜告苍天。"《无根树》云："好结良朋备法财。"上阳子曰："得诀无钱事不全，法财两足便成仙。"《金匮藏》曰："非数十金不能治矣。"离尘曰："欲想成仙之事，必要低心化气，忍辱慈悲，不可心焦性急。耐烦寻访，良朋助你，方好下功，以了大事。"如既访侣，下功不可迟误。故曰："财侣已得，入室下功，苦心坚志，勇猛精进，不可懈怠，何愁天仙不成。"

炼丹之所说十四

离尘曰：初闻道者，不可隐入山林，逐日穿着用费，又不耕种，如何度日？虽属积蓄银钱，旁人观看为异，官吏诬言为匪，身心不能安稳。倘遇盗贼侵害，失财伤身。直待乳哺面壁，方可名山洞府静养。不然者，和光混俗，大隐市廛，独居静室之中，不可二人同房。同房者，闲谈不静，金丹不结。昔慧能六祖，隐于猎户人家，避凶而求佛果。道光禅师，大隐海滨，修成太虚真人，往武羹七月成功。长生真人往洛阳三年道成，庞居士合家冲举。古云："大隐朝市，闹中取静，又无风考，最好藏身。"觅访一二伴侣，或装疾养病，或借念佛，或闭关拜经，道可成矣。

清静闹热论十五

离尘曰：清静者，万缘割断，打破罗网，跳出世外。又曰：心如水，闹似风，风起则颠。人心如日月，闹如云，云起则日色无光。热者，名利恩爱或从心起，喜怒哀乐或由意生。故曰：心烦意恼为热也。人能常清常静，长生久视，炼己清静，万缘可了。筑基清静，精华可聚；调外药清静，精能化炁。小药清静，玄气可足；大药清静，神炁可定。乳哺能静，阳神可出；面壁常静，神通无穷。

三摇论十六

离尘曰：三摇不除，金丹难成。三摇者，形摇、心摇、精摇。一者意动形摇伤气，二者目动心摇伤神，三者邪思精摇损精下流。广成子曰："毋劳尔形，毋摇尔精，毋俾思虑，形将自正。"西王母曰："声色不除则心不宁，心不宁则神不凝，神不凝则道不成。"又曰："目不妄视，静定其心；脚不妄走，静定其身；心不妄思，静定其意。"耳不妄闻保精，口不妄言保气，目不妄视保神。神凝气聚，精固神全。

三盗五贼论十七

离尘曰：眼观美艳之色盗神，耳听淫乐之声盗精，口食诸香美味盗气。夫修炼者必先炼己，使精神气旺，七情六欲不动。五贼者，贪、嗔、痴、爱、欲，为内之五贼；眼、耳、鼻、舌、意，为天之五贼；色、声、香、味、触，为世之五贼。五贼不乱，六根清静，精不摇动，此为贼不打贫家。天之五贼不谨，则内之五贼乱起；世之五贼不除，则天之五贼顿生。是以眼见色则爱起而伤精，耳听声则欲起而摇精，鼻嗅香则贪起而耗精，口嗜于味则嗔起而走精，身意遇触则痴起而损精。此五贼昼夜戕贼于身，其精能有几乎！精以去，则神气随之。

凡炼丹之士，以身为国，精气为民。精不动为之民安，精气足谓之国富。以求丹为战敌，以先天一炁为圣君。炼己者，去五贼之害而保精、养气、存神，然后可以战胜，而得先天真一之炁，金丹有望矣。

妇女修行论十八

离尘曰：妇女修行，不可入山远离，只可近处静室安身。或枯庙闭关，假装拜经；或富贵之家，总有深房静室；或用一二人护法，不可彰扬，宜乎检密修炼。一人所居，不可两人同房，两人同房者，闲谈不静。不静则血不化气，气不化神。又曰：妇人修炼，必要先守乳房，乳房乃生气之所。男子炼精化气以斩白虎，女子炼血化气以斩赤龙。宋时吕祖度妓女黄莺，日教她积气于乳，以汞为主，以铅为彼；又度吴兴妓女珍奴，教她夹脊双关昆仑过，任时使气力思量吾也。然后坎离分子午，太阴炼形之法，与男同矣。

男女有别论十九

离尘曰：女色盗精、窃气、伤神。人若见了美色，自然玄朒化为元精，再淫心一起，元精化为浊精，从阳关而出矣。故男不近女，女不近男。古人云：防色如防虎，防欲如防贼，故必男女有别。昔有莲池，三到家中，夫人三不相会。如若男女不别，则金丹难成。

考魔篇二十

离尘曰：有道必有魔。魔来时，心性大定，不贪、不染、不惊、不怖、不畏、不惧，见魔不魔，魔自灭焉；见怪不怪，怪自了焉。道无魔不成，魔非道不兴。凡眼看打骂抢夺，又显法女、诸佛、菩萨，曰外魔；无空而来者，曰天魔；美淫事，曰妖魔；内观不见其心，曰内魔；梦见妇女动心者，曰阴魔；诸亲搅扰，曰阳魔；饥寒、疮毒、病患、怨仇，及万缘不了，一切皆为魔矣。这些尽都阻道之由也。汝欲跳出沉沦，任他千魔不改，万魔不退，方可成矣。

玄妙镜心法直指卷中

决疑说第一

离尘曰：修行之人，始终着无总成空，始终着有亦是空。外道枯坐存思，杳冥大定心空境界，乃是始终着无。修悟一世，顶好出个阴神，不能超出劫外，仍入轮回，没后投胎。旁门修持，始终着有，修行一世，不能了却生死轮回。如欲了却，访求明师指示真诀——有中化无之法则，无中化有之妙用。

有为者，未修以前，心内万有，真师指示炼己，心中必要万无，然后筑基百日。小周天安炉立鼎，煅炼金丹，设立一切假名，非是有乎？十月怀胎，食气全无，百脉俱定，杳杳冥冥，寂灭大定，岂不是无？三年乳哺，九年面壁，阳神出现，变化无穷，岂不是有也？又曰：鼎炉不载于图，此是变化妙用之法。一切譬喻，俱是假名。不立假名，学人亦无处下手。古圣千譬万喻，借假修真，成其大道也。后三关九窍，炼丹之径路；前三田九窍，炼丹之聚处。气穴发出窍中之窍，原是成佛、成仙、作圣皆由此成。若无明师指示，到老无成矣。（后附图七张）

图窍关

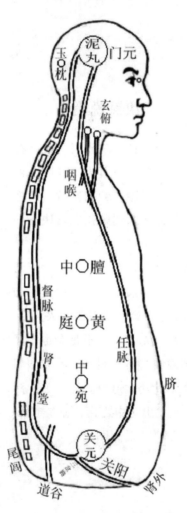

惟有存心炼金丹　我性常留不坏身

世无一物可开怀　万般有相皆有坏

世无一物可开怀，万般有相皆有坏。
惟有存心炼金丹，我性常留不坏身。

干支图

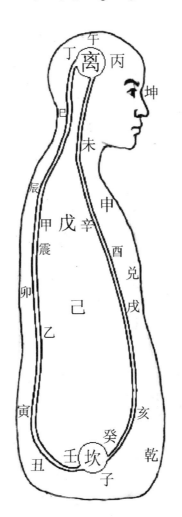

盗窃天地造化身心意是谁分作三家

修炼八宝金丹精炁神由我合成一个

盗窃天地造化，身心意是谁分作三家？

修炼八宝金丹，精炁神由我合成一个。

图化变干天

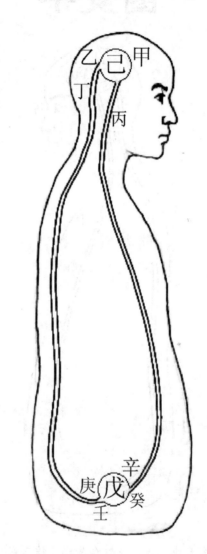

月中兔　兔乃炁　炁是鱍　鱍属身　身为铅　铅在坎

日中乌　乌乃神　神是火　火属心　心为汞　汞在离

日中乌，乌乃神，神是火，火属心，心为汞，汞在离。

月中兔，兔乃炁，炁是鱍，鱍属身，身为铅，铅在坎。

图化变支地

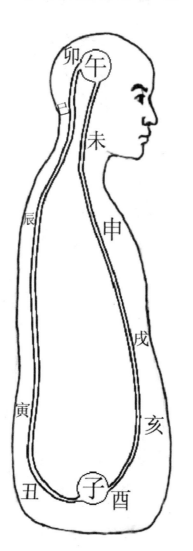

煅炼金乌结圣胎　随露源头佛祖机

参透祖机关窍理　拆开隐闭天仙诀

参透祖机关窍理，拆开隐闭天仙诀。

煅炼金乌结圣胎，随露源头佛祖机。

图化变卦八

巽

乾
震　上
　田

离艮

坤
兑　下
　田
坎

昔伏羲上圣画八卦以示人

使万世仙贤有养生之道因

昔伏羲上圣画八卦以示人。

使万世仙贤有养生之道因。

炼己图第七

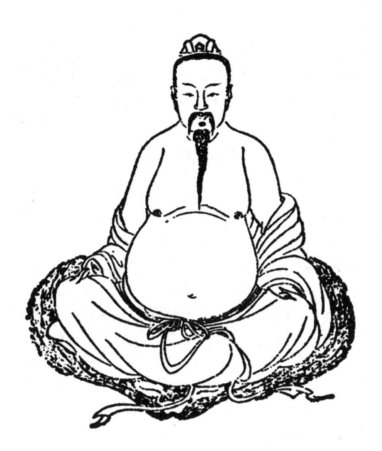

无事此静坐，一日如两日。
若活七十年，便是百四十。

炼己论第八

离尘曰：修炼金丹，必先炼己，行住坐卧不离。第一淫念不起，以及旧习、能干之事一旦顿除。要炼尽贪、嗔、痴、爱、富贵、名利，炼得万缘皆空，恍若太虚，一念不起，一尘不染。念起是病，不续是药；不怕念起，只怕觉迟。故云："修身要做长生客，炼性当作活死人。"

调息之论第九

离尘曰：调息之义难言，学人精进自悟，而后可知也。调息者，心息不离，离则孤偏矣。时至神知，不知则离之故矣，调其进火退符、沐浴温养之义也。一呼一吸为一息，心息相依，神不离气，气不离神，不偏不倚，不速不迟，神气并用，阴阳合一。行之太速，则近易荡，不会调；行之太迟，则随有相之气，亦不会调，且必成大病。速而不荡，缓而不滞，乃得真息之道。不见其有而勿助，不见其无而勿忘。非有非无，合乎自然之理。不呼不吸为一息者，天然真火候，自然静定。静定不已，百尺竿头，犹进一步，至于久久而安。安者，和也，冲和之理得矣。然真息在内，本无实相，如若空空无息，非无息，实有也。如来藏云："悟得真空是性者，方能调此真息。息不能调，终难大定。"又曰："昼则同行，不前不后；夜则同住，不逼不离。"如此了悟矣。

药火论第十

离尘曰：筑基采药，运行进火、提火、温养沐浴元神之火、起火、降下退符烹炼之火、调息之火、引火、呼吸之火、坤火、坎火。阳生产药，外药、内药、小药、大药。玄气之火，火中有药，药中有火。采炼是火，运行是药，火药一理。借名火药，原是神气。神为火，气为药。火药届节功法，必要师传。火药不明，大道难成。务必访求至人，指示火药譬喻假名，方可下手。

筑基图第十一

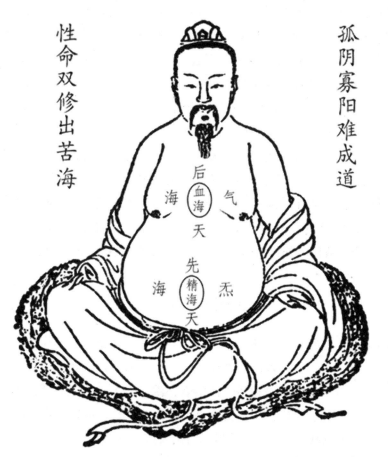

图 基 筑

性命双修出苦海

孤阴寡阳难成道

后血海天

气炁

海

先精海天

海

炁

孤阴寡阳难成道，性命双修出苦海。

百日筑基论十二

离尘曰：筑基者，止念为要。入定之时，要用渐渐伏气之功。口鼻之气，只可轻轻进出，不可着意。着意者，心意着于口鼻，真气不能定。不定，则药无效验。闭而不闭，不闭而闭，自然轻轻运用。筑基者，筑固灵根，将三宝收归于炉中，返观照内，不令外驰，名为凝神入于气穴，离中阴火降下于坤，杳冥大定。一念不起，一尘不染，定在坎位，若亡若存。外不知天地人我之形，内无身心之迹，至于久久而安。安者，和也，冲和之理得矣。百尺竿头，犹进一步，火养锅底，水暖气腾，是为火逼金行。

又曰：筑基者，外除耳目，内绝思虑，不知不识，恍若太虚。自己身体俱无，杳杳冥冥，恍恍惚惚，久久静定，天地合璧，日月停轮，虚极静笃，静候阳生，即采烹炼，运行周天程途。周而复始者，动氤不往外驰，收归丹田，静候阳生，运一周天，动而复动，静而复静，周而复周。炼得元精不动，外肾不举，金丹成矣。或年老之人，或柔弱不举，此乃精枯，未证有成也。或曰：外肾微萌，犹未能成。必要绝无举动，方可成矣。

温养沐浴论十三

离尘曰：神气大定为沐浴，五行各有长生、沐浴。寅、申、巳、亥四生之位，辰、戌、丑、未四墓之位，子、午、卯、酉四死之位。死而不动为之沐浴，薰蒸温养亦是沐浴。沐浴者，洗心涤虑，二氤薰蒸温养，不寒不燥，神气冲和。又曰：文火为沐浴，武火为烹炼。又曰：卯酉沐浴子午同。又曰：先筑基，无药非为沐浴，乃是薰蒸。

冲虚子曰："升降周天，助沐浴之正功。子进阳火，息火为沐浴；午退阴符，停符为沐浴。"昔世尊见明星入二池中沐浴，即下田莲池、上田瑶池。又曰："大周天养胎、乳哺、面壁，都为沐浴温养。"钟离曰"一年沐浴防危险"也。

小周天图十四

图天周小

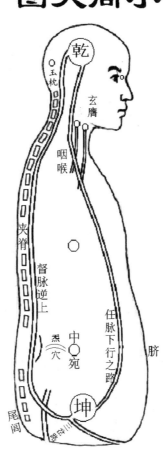

五行不顺行　虎向水中生

五行颠倒术　龙从火里出

五行颠倒术，龙从火里出。

五行不顺行，虎向水中生。

调外药论十五

离尘曰：外肾举动，即身中之活子时。外肾者，即淫根也。淫根举动，即要回光返照，绵绵若存。吕祖云："举则施功静则眠。"倘有念举者，不可煅炼，炼则结成幻丹。无念举者，即可采炼。虽一时之功，夺天地之造化。或遇行住坐卧动者，速即回光返照，凝神入于净土，息息归根。

阴精者，五谷饮食之精。若非巽风煅炼，思虑淫欲不止，凝神之时，怃似走漏一般。必用鼓动橐籥之巽风，息息归根，向曲江吹嘘，煅炼谷精，徐徐降下呼吸戊土。待气穴之怃自然行至阳关，犹似走泄之象，即采烹炼，运一周天，周而复始。调到药产神知即止，再调恐有耗药之危险。药者，即肾之玄气发出元精，即真种子，曰药。静为玄气，动为元精。夫外药者，犹如雾露，若不煅炼，顺从阳关而出，化为浊精。倘元精到外肾，淫念若起，化为淫精而出。

又曰：久视关元之中，一阳初动之时，微意入于动气之中，意在真一。用后天呼吸，寻真人之呼吸。鼓动巽风，出入不离，息息向坤中吹嘘，猛烹急炼，是为调外药。调到动极，阳关犹如走泄，顺行之时候，即逆行之时候，即采运行。外药不调，小药不产，调到药产神知，再用采小药之功。

采小药论十六

离尘曰：药产神知，不知者当面错过。小药产时，两目金光，两耳风声，脑后铃响。气穴之中，犹是滚水暖气，推出阳关，回到丹田，又到尾闾，小肚、大腿趱来推去。用神功降伏，辨老嫩采取烹炼，运一周天。动而复动，静而又静，周而复周也。若如药老气散则丹不结，药嫩气微亦不成丹。必要不老不嫩，如浴之初起，暖气融融，此时不老不嫩，正好采取运行，丹可成矣。凡丹田之中真气发动，必要炼一周天。若不运一周天，火不能速止，大药不生。古云："运罢河车君再睡，来朝依旧接天根。"炼至元精不动，淫根如龟之缩，外丹成矣。止住后天武火，文火仍旧温养，静候阳光二现。吹倒门前刹杆，金丹成矣。

又曰：防危虑险，药生不知时之危险，采取太过、不及之危险，采运失度之危险，运行不见循环之危险，进火不知止地之危险，退符不知归根之危险，火足不知止火之危险，得药不升三关之危险，冲关不真通之危险，过关聚而倏散之危险，关过鹊桥之危险，服食黄庭虚空着一脚大有危险，不出阳神之危险，入定、出定之危险。道成千变万化，危险无矣。运行周天之时，意守丹田，发意起巽风，吹转乾坤。采取之时，丹田用意谨守，方可运转矣。

采药归炉论十七

离尘曰：采药归炉者，凝神入于气穴，必借后天呼吸，寻真人呼吸，息息归根，则气自鼓自扇，自呼自吸，自逆回矣。曰："神呼气，气归窍，吹吾身中无孔箫。"常觉在此，气自归根。又曰："其息深深"，后天呼吸之气，留恋神气。后天呼吸之气，绵绵不绝，归根真气，既得神气之力，气自回矣。曰："炽则坤火略里藏，冷则巽风为吹嘘。"又曰："微意入已动气之中，招摄动气归根。"又曰："气驰外，神亦在外；神归根，气亦回宫。神返身中，气自回矣。"又曰："此时心意不可昏沉散乱，必要专心意诚，一念不起，一尘不染，收药归炉，后用封固之义。"

封固论十八

离尘曰：药已归炉，必要封固，不令外驰。停息巽风，凝神入定，了心了意。心定坤位，候药当时，发意起火，运行周天。心息相依，不可太速，不可太迟，冲和运上，乾宫交媾。既罢，复下坤宫，归根薰蒸，静候阳生，周而复始也。又曰："筑基杳冥为妙，一阳初动心觉为妙，调外药猛烹极炼为妙，药产凝神招摄为妙，封固息念杳冥为妙，采取老嫩当时为妙，运行神气并肩为妙，归根大定冲和为妙，采药目视不昏为妙，养胎念无生灭为妙，圣胎圆成不出为妙，超神上田温养不出为妙，调神出壳谨慎照顾为妙，面壁寂灭大定为妙。"

水源清真论十九

离尘曰：水源清真者，水即是药，源即丹田也。采药者，静候气动之时，必要杳冥大定，思虑妄想全无，不知不觉，一念不起。此时水动是真，采之药苗亦真。若然静定药产之时，思虑妄想，尘缘习染，知觉见闻，即名水源不清，药亦不清，采之无成矣。药苗者，从清源而生，即采取可成。倘在浊源而生者，即弃之无用。又如淫念顿起，不可采取。采者结成幻丹，总无成矣。

火候论二十

离尘曰：火候，火者薰炼，候者时候也。然火候不明，难成道矣。筑基薰蒸是火，一阳初动为候。阳生是火，采药为候。沐浴是火，起火采取为候。药过三关是火，停息温养、阳极生阴为候。呼吸武火是火，退符归根为候。温养文火是火，老嫩分辨为候，气足止火是候。大药发生为火，采大药是候。真气通关为火，服食中田是候。黄庭温养为火，胎圆出神是候。神念涌出上田泥丸温养为火，调神出壳为候也。

活子时论二十一

离尘曰：活子时，筑基时身上真气跳动为活子时，一阳初动产真种为活子时，元精出关是活子时，小药产生之活子时，药气驰外行动之活子时，暖气融融之活子时，真气升降之活子时，药放光明之活子时，放光三次采大药、大药发生之活子时，大药过关行动之活子时，真气不转自动之活子时，胎圆雪花飘飘之活子时，调神出壳之活子时。曰玄关者，即活子时矣。节节功法，有玄妙机关，都有活子时也。修丹之士不明活子时者，总难成就。

又曰：行住坐卧，外肾举动，即身中之活子时。吕祖云："举则施功静则眠。"始动始伏，倘动极即猛烹极炼。活子时者，乃玄关之别名，玄关透露动静曰活子时。活子时者，亦非易得之事，必要仙传真诀，后学诚心，静候虚极静笃之时，自然玄关透露。

鼎炉论二十二

离尘曰：鼎炉者，神气也。凝神入于气穴，神为鼎，气为炉。药产时，气为鼎，丹田为炉。采药归炉，气为鼎，神为炉。采取运时，神为鼎，气为炉。运上乾宫，乾为鼎，坤为炉。降下归根时，离为鼎，坎为炉。大周天时，气为鼎，神为炉。乳哺出入时，气为鼎，神为炉。总归在内、上为鼎，在外、下是炉。千譬万喻，总是神气而已。又修炼金丹，先要立起三田：下田百日成丹之所，中田十月养胎之处，上田乳哺出神之居。任督二脉，神气往来之径路。

小周天歌说二十三

成仙作圣兮，别无他术。

凝神入气兮，杳冥大定。

万缘不挂兮，一念不生。

一尘不染兮，淫念除尽。

久视炁穴兮，神气归根。

水火既济兮，金木交并。

龙虎争斗兮，日月同宫。

婴姹交媾兮，冲和薰蒸。

火烧锅底兮，暖气融融。

一阳初动兮，犹如走泄。

阴极阳生兮，外药始生。

猛烹极炼兮，精化气成。

药产神知兮，息息归根。

意守关元兮，常觉常定。

采药归炉兮，温养薰蒸。

如浴初起兮，暖气腾腾。

发意起火兮，不敢留停。

意守中宫兮，周天转运。

不速不迟兮，冲和而行。

阳火升进兮，神气同行。

不前不后兮，并肩而跟。

运到泥丸兮，温养照定。

夫妇交媾兮，息效真人。

阳极阴生兮，阴符降退。

息数出入兮，呼吸归根。

后天武火兮，顺时而行。

药到丹田兮，依旧薰蒸。

再候阳生兮，照前施功。

子时起火兮，逆上昆仑。

三十六爻兮，四撰路径。

午时降药兮，顺时同行。

二十四爻兮，四撰归根。

卯酉不算兮，闰余周天。

三百周天兮，金丹聚凝。

气足止火兮，阳光二现。

淫根龟缩兮，再问后音。

图天周大

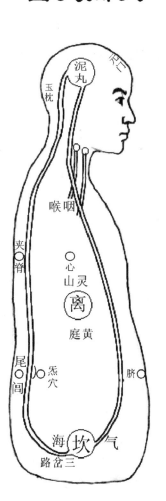

金乌飞入广寒宫　丹从海底发

白虎张威待赤龙　逆上昆仑顶

金乌飞入广寒宫，丹从海底发。

白虎张威待赤龙，逆上昆仑顶。

采大药论二十五

离尘曰：火足必要止火。若不止住，后天之武火未免伤丹。止火效验，淫根如龟之缩，绝无举动。丹田常常温暖，目至以脐，一路虚白，元精不动，止住周天，静候阳光二现。如若气动，不可采取，以宜入定，候阳光三现，是为火足丹成。丹田之中而有大药，可能采取。再用大周天之功法，抽铅添汞，渐渐阳长阴消，自然纯阳无阴，阳神成就，然后神定。倘然不定，阳神不能出现。

冲虚真人曰：止火者，药物炼之不动，又阳光二现，止火之候。止住武火，文火仍然温养，不可离也。阳光发现，在眉目之间，宛如闪电。阳光一现，此时火候未足，淫根未缩，一遇阳生，即当采炼，运一周天，以至多翻。静而复静，周而复周，务其圆满。惟宜入定，以培养真阳，候阳光二现。二现者，倘有气动，不可采取，更宜入定，静候阳光三现，即可采矣。三现者，丹田自有大药可以采取。大药初起，形如火珠。大药生时，必有效验：二目金光，两耳风声，脑后惊叫，两肾热如滚水，丹田犹如火炽。有此景象，大药将生，即迁入中田，先用河车超脱，才得六根不漏。下用木座抵住谷道，上用木夹牢封鼻窍。大药将生，上腾心位，心位不贮，下冲尾闾，尾闾不透，下奔谷道。此时即微微轻撮谷道，恐其走泄。倘尾闾遇阻不通，一念不起，一尘不染，静候而动，不可强引。候真气复动，轻轻用意，引过尾闾，由夹脊至玉枕，到明堂，下重楼。过关如有阻碍，待候真气复动，轻轻运用可也。下重楼者，犹如服食，入于中田神室之中。盖通中下二田，合而为一。然药在中田，元神寂照中下二田，大药勤勤发生。元神虽居中田，却运中下二田。二气之妙用，化成虚空一大境。此时用火，若有若无，方合玄妙之文火。二气升降，不用意引，自然而然矣。

十月怀胎论二十六

离尘曰：十月养胎，不用河车，鹤胎龟息自绵绵。钟离真人云："一年沐浴防危险。"防其心不定，常常用温温气候之火，不有不无，常定常觉。若不知觉，犹恐火冷丹迟。

又曰：初入定时，必用火候炼气成胎，而化婴儿之神，神微。胎成之后，则可无用火候。倘若妄意行火，不免伤胎。只要微有微无，存无真无，二气俱定，便成虚无之妙境。故曰：十月胎神，神全则出，由中下二田迁以上田。

冲虚真人曰：初入定时，守定三月，二气微微动以脐轮之虚境。守至四五月，二气俱定，食性已绝，独存元神寂照，为胎仙之主矣。到六七月，心不生灭，昏睡全无。至八九月，百脉已住。至十月胎已纯全，神归大定，定能生慧，自有六通之验矣：漏尽通、天眼通、天耳通、宿命通、他心通、神境通。惟神境一通，喜言人间祸福、未来之事，惟慧而不用，转识成智。

又曰：抽铅添汞，添一分阳，消一分阴；添十分阳，十分阴消尽。纯阳无阴，谓之阳神。初禅念定，二禅息定，三禅脉定，四禅灭尽定。有一毫之意，余阴尚在；有一毫散乱之念，神未纯阳。有一分饮食，有一分阴在；有一分口鼻之气在，有一分阴。分阳不尽不死，分阴不尽亦不仙。必要食气全无，神仙不远矣。

乳哺图二十七

图哺乳

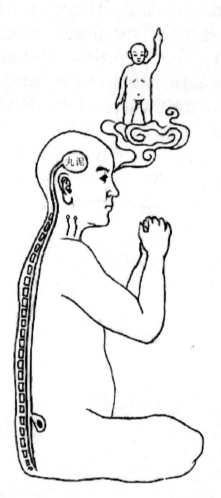

舍利光中普现大千之世界

白毫端里露出实相之金身

白毫端里露出实相之金身。
舍利光中普现大千之世界。

千百亿化身图二十八

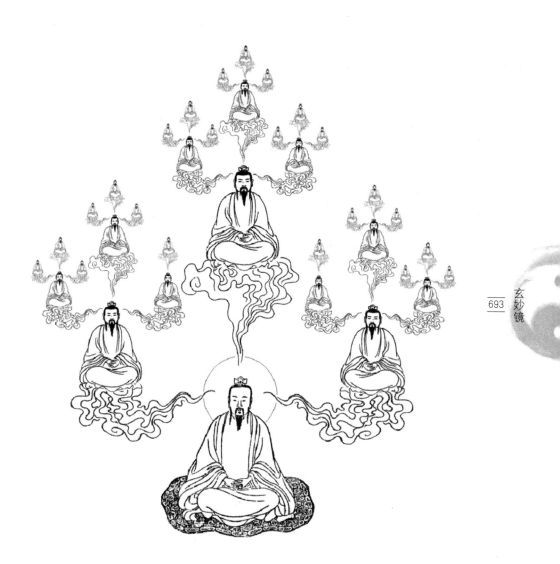

乳哺论二十九

离尘曰：迁神上田，出天门而显现者，倏出倏入。当十月之内出者不宜，由恐六根之为之魔，妄出神失而着魔境。倘息一着口鼻者，恐神随息出，故而随即入内，将息气而归胎。至十月之外，由上田而出入者，不宜远行，尤恐迷失于外。

又曰：初入上田，定在泥丸。入定以久，天花乱坠之际，欲出天门，速去速回，不令久出，不令见闻于远境。渐出渐熟，渐哺渐足，三年神圆，可以千变万化，又能通天彻地，济世诛邪，任其所为。若如三年乳哺止住不炼，只有神仙之果，无天仙之分。必再加九年面壁之功，天仙在手，飞升冲举之道也。

面壁图三十

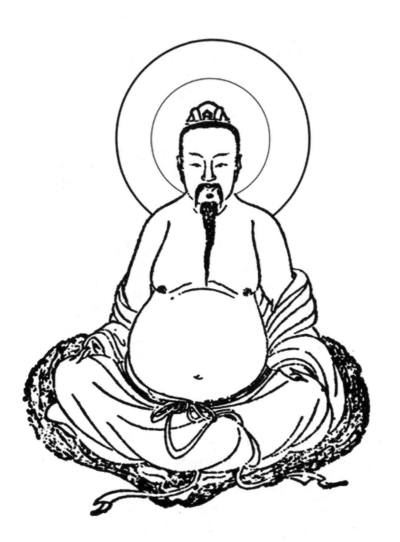

禅火化形空色相
性光返照复元真

受诏飞升图三十一

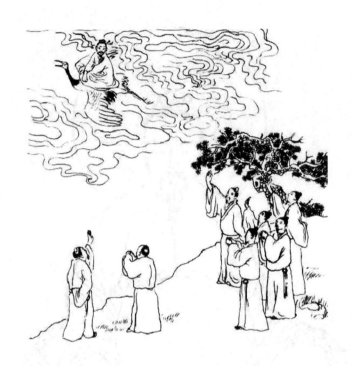

面壁论三十二

离尘曰：九年之内，无功可炼，神不是神，火非其火，心无其心，意无其意，恍若太虚，混混沌沌，鸿蒙未判之先，婴儿如在腹中，不知天地人我。炼虚无之纯阳，归于毗卢性海，寂照上田，须臾不离。炼之又炼，久久阳神以老，法力广大。然寂灭大定，亦非九年，或千万年亦可。

又曰：九年之内，杳冥定在泥丸，不可远游。远离者，神弱不刚。久久炼得形神俱妙，是为功成。汝欲住世接引后学，必要前辈师传，谢过天恩，方可开示。吕祖云："吾欲开示，未谢天恩，不敢传矣。"

妙诀歌三十三

离尘曰：凡修丹之士，访求至人指示口诀、真传实践之功夫。不然者，至死无成矣。歌曰：

无上甚深兮，微妙法旨。

百千万劫兮，难逢难遇。

吾今见闻兮，得遇受持。

愿解如来兮，真实妙义。

凭君聪敏兮，颜闵二子。

不遇明师兮，莫想猜疑。

长生大道兮，金丹之理。

不得精通兮，莫放狂语。

后天呼吸兮，必要师指。

妄用劳神兮，枉费心机。

玄牝之门兮，务必师授。

妄猜徒然兮，空费神思。

药物老嫩兮，必要师谕。

不求高人兮，自误真机。

真实口诀兮，要师指示。

强解强辨兮，自暴自弃。

千经万典兮，对准不移。

丹经不对兮，功夫枉费。

圣人著经兮，流传后世。

细参根蒂兮，颠倒是非。

男子下手兮，参悟根蒂。

父母未生兮，在胎胞里。

此地下功兮，煅炼婴儿。

火烧锅底兮，真气腾矣。

周身发痒兮，肉跳动行。

采取烹炼兮，外丹成功。

女子修炼兮，先守乳根。

久久用功兮，血旺气生。

夹脊双关兮，直上昆仑。

任时使气兮，力思吾形。

气旺换功兮，安炉立鼎。

然后照男兮，一样功行。

太阴炼形兮，若有若无。

久久圆满兮，滚出天门。

若问些儿兮，端的是何？

元关窍内兮，翻打斗金。

千门万户兮，都是无成。

旁门外道兮，不能成真。

正门修身兮，别无他名。

长生久视兮，精气神凝。

黄金炼得兮，复变白金。

黑铅炼得兮，赛如丹砂。

孤阴孤阳兮，大道难成。

性命双修兮，方出苦轮。

目前大道兮，凡夫不识。

大道原来兮，现在目前。

出玄入牝兮，真诀妙用。

趱出趱进兮，必用巽风。

后天呼吸兮，原在鼻孔。

真人呼吸兮，现在山根。

踏破铁鞋兮，无处觅寻。

识破不值兮，毫厘分文。

成仙作圣兮，别无他术。

始从伏得兮，一口真炁。

伏气原来兮，不能长生。

伏气元来兮，必定长生。

伏气不伏兮，后天之气。

伏气要伏兮，先天玄气。

伏气之法兮，必要师传。

妄伏闭气兮，恐伤残身。

闭而不闭兮，真诀妙用。

仙佛源头兮，天机泄尽。

访求明师兮，传授真诀。

法财侣地兮，方好下功。

吾劝贤良兮，访师修炼。

不可迷失兮，名利恩牵。

古今多少兮，英雄豪杰。

南北山头兮，埋藏土内。

古今多少兮，上志高贤。

直上无生兮，不下东林。

关窍论三十四

离尘曰：三关者，尾闾、夹脊、玉枕是也。九窍者，每关左右两条白脉，三关共成九窍。三田者，上田、中田、下田是也。九窍者，上前曰玄牝之门，曰不二法门，曰道义之门，曰上鹊桥；上中曰元膺窍，曰津液之海；上后曰泥丸，曰上丹田，曰元都；中上曰膻中，曰气海，曰乳房；中中曰黄庭，曰正位，曰这个；中下曰祖气穴，曰戊己门，曰净土；下上曰关元，曰生门，曰死户；下后曰三叉路，曰尾闾穴，曰母子分胎之所，曰下鹊桥；下前曰阳关，曰肾管，曰阳精出入之所。再有窍中之窍，元之又元，妙之又妙。

金鼎、真种子、元精、玄关一窍，学人专心访求指示，可能有此妙景。修丹不得玄关一窍，到老无成矣。后三关九窍者，周天径路。昔世尊曰："九重铁鼓一箭射穿。"前三田九窍，各有妙用。炼己时，玄关不得见者，筑基百日之功，初用玄膺窍之津液玉液炼形之法，通关开窍之先锋。次用关元窍凝神聚气之法，候一阳初动，气穴现出元关，用阳关窍摄药归根，运行周天。用元门之巽风进阳火，用泥丸之温养退阴符，依旧归根，发生小药。元窍之本根，发火采运，而过三叉路口，降下鹊桥，原用气窍，大药养胎于黄庭窍中。乳哺玄都依旧原用，面壁泥丸不动不移。膻中，妇人初用。玄关，金丹之本也。十窍各有言曰：上田乾坤交媾，中田坎离交并，下田性命交并。元关九窍，各有妙用，少一不成。

玄关论三十五

离尘曰：惟玄关一窍，窍中之王也。犹是玄关喻君王，三关三田喻六部宰辅。前后二九关窍，喻文武官将；周身毫窍，喻住同万民。若无玄关，犹国中无主。国中无主，天下荒乱，万民受苦。人身不得玄关，身中无主，以致劳神伤气，酒色荒迷，不得长生。然不得玄关者，总属旁门，不免投胎。故必求领真诀，还要真心实意，炼至虚极静笃之时，百尺竿头，犹进一步，玄关自现矣。玄关之色，如雾露潮湿之气，炼成金丹，朱砂之红气放现光明。水银之白气，无足可行，无形可动，聚则有，散则无，隐显莫测之机也。故曰："天得一以清，地得一以宁，人得一以圣。"《金刚经》云："一合相不可说。"《大学》云："至善之地。"《中庸》云："率性之谓道。"《易》曰："黄中通理。"种种异名，言之不尽，即此玄关一窍是也。

玄妙镜真诀问答卷下

访贤助道论第一

离尘曰：访贤外护者，必要择选高贤上士之人，素来心性所为，轻财重德，仁义无亏，果能信道无疑，遇事始终不二。汝等有缘者，方可立誓护助道成。然一人养胎，必用两人护法，至常年用费，必须预备。果能财侣一得，市廛静处，和光同尘，随机应变，密修至道。功能面壁之后，再访名山洞府，寂灭大定，待诏飞升矣。倘若高贤未遇，外护未得，则可保精、养气、存神。古云："有缘千里来相会，无缘对面不相迎。"又曰："人有善念，天必从之。"偶遇中正贤士之辈，可能护助者，速即入室下手，不可错误迟延。

河洛八卦论第二

离尘曰：先天河图，乾坤正体，乾为天，坤为地。后天洛书，变化坎离，离为女，坎为男也。水一、火二、木三、金四、土五，乃是先天五行也。天一生水，地六成之，阳施阴受。地二生火，天七成之，阴生阳交也。天三生木，地八成之，天降地包。地四生金，天九成之，地生天含矣。天五生土，地十成之，天生地成也。河图〇乾交坤媾，洛书◉坎施离受，阴阳颠倒，五行错宗，先后混杂。阴阳冲和，水火既济，金木相并，二土包含，结成刀圭，神凝气聚，圣胎成就矣。

河图〇水火木金土，先天五行欲交未交曰河图〇。交媾以后，阴阳错宗，曰洛书◉，后天五行金木水火土也。乾为老阳戊土成五数，坤中老阴己土亦成五数。凡父凡母交媾，欲交未交之时曰河图○。男女交罢，河图变化曰洛书◉。夫妇初交时乾男淫念一起，生出壬水入于坤女腹中；坤女淫心一动，生出阴火包含阳水而成胎孕。是为乾失中爻之阳，变成离，故离中虚也；坤得乾中一阳，转变为坎，曰坎中满矣。是河图○变成洛书◉，阴阳错宗，精血包含，女人有孕矣。夫妇交合，精旺气足则易成，精神衰败则难成。凡圣亦然。

圣人用功将河图○变化身中，自有圣父圣母交媾，三宝凝结而成圣胎。初用神功，凝神入于气穴之中，久久神气冲和，薰蒸一身，坤中老阴透出与乾中老阳一交，即乾中生出壬水，曰天一生水；壬水降下于坤，阳施阴受，曰地六成之，是为水火既济。壬水与丁火一交，生出丙火，曰地二生火，一阳初动，调外药也。丙火升上于乾，与乙木相交，曰天七成之。丙火与乙木一交，生出甲木，曰天三生木。甲木降下于坤，曰地八成之。甲木与辛金相交，生出庚金，曰地四生金，药产神知，小药成矣。庚金升上于乾宫，曰采取运行，庚金与己土一交，曰天九成之。庚金与己土一交，生出戊土，曰天五生土。戊土老阳降下于坤，曰烹炼之旨。戊土与坤中己土老阴相交，曰地十成之。二五之精，妙合而凝，结成刀圭，圣胎初结，外丹成就，曰河图○。交媾以罢，反成洛书◉，乾坤变成坎离，先天转变后天也。古圣人重立天地，再造炉鼎，再将洛书◉初变坎离用功也。《指玄篇》云："寻天掘地见天光，种得金花果自强。"女娲氏曰"炼石补天"者，即取坎填离之功。后天五行金木水火土，金一木二水三火四土五是也。圣人重立鼎炉，煅炼金丹者，目视中田，久久专视，坎中产出庚金之铅，曰大药。将大药运上于离宫，曰抽铅采大药也。庚金与乙木一交，曰添汞。庚金与乙木一交，生出甲木，降下于坎，曰剥阴。甲木与癸水交媾，曰龟蛇蟠结。甲木与癸水一交，生出壬水，上升离宫，曰取坎。壬水与丁火相交，曰婴姹同房。壬水与丁火一交，生出丙火，曰填离。丙火降下于坎，曰消阴。丙火与己土交媾，曰乌兔交结。丙火与己土一交，生出戊土，曰产牟尼。坎中戊土上升于离，曰龙女献珠。二土凝结圣胎，内丹成矣。久久汞尽铅干，纯阳无阴，圣胎圆成。洛书◉功毕，返成河图○，后天复以先天。

又曰：乾天一三五数曰阳九之说，坤地二四之数曰六阴。六九合成十五，即圆满之数也。又曰：圣人用功，设立鼎炉，煅炼金丹，运行周天之限数，譬喻之妙用。子时起火升到于乾，午时退符降下于坤，乃一日之喻；初八日上弦升到于离，廿三下弦降下于坎，乃一月之喻；冬至一阳升上于天，夏至一阴降下于地，乃一年之喻也。

真口诀歌说第三

离尘曰：

炼己止念万缘了，万缘放下莫心焦。

无心于事无事心，视听言动不相交。

无天无地无日月，世事红尘不知晓。

筑基百日勤打坐，二六时中不差毫。

行住寝食总如如，惟恐火冷丹无效。

薰蒸功夫要坚牢，用力定心不思焦。

神气相投龙虎交，婴儿姹女抱得牢。

五行趲簇元关内，日月同宫念要抛。

万缘放下心不跑，用意做媒神气交。

牛郎织女时相会，洞房花烛胎孕包。

神气冲和精神爽，温养沐浴婴姹交。

文火煅炼意要调，金木相并永坚牢。

水火既济添土烧，火养锅底水热了。

五气朝元心安定，三花聚鼎性要牢。

龙虎斗来龟蛇交，金乌玉兔要烹调。

混混沌沌犹是梦，恍恍惚惚药苗到。

如鸡抱卵不放舍，小龙养珠结得牢。

若亡若存温和养，不寒不燥药苗到。

不着不离婴儿笑，如若着离婴儿跑。

久久养得精神满，血旺气足有药苗。

昼夜功勤用火照，看看气腾有验到。

周身痒动肉要跳，婴儿出关就要跑。

八仙俱在灵山候，王母蟠桃顷来到。

外药用功定丹灶，风吹精化变药苗。

猛烹极炼外药调，方得药苗勿走摇。

千径万路不肯去，单出阳关到肾梢。

若起淫念婴儿逃，变化浊精药废了。

急用擒龙伏虎法，武火烹炼婴儿笑。

敲竹唤龟吞玉芝，鼓琴招凤饮圭刀。

犹如铁匠风箱扯，火焰精化药勿逃。

外药来时龟头梢，犹如走泄一般效。

降龙伏虎手段高，用力伏定神气交。

猛虎回宫就要跑，老嫩分别均匀好。

急用武火过鹊桥，搬运河车上天曹。

神气冲和过关去，失意分离药要逃。

温养文火在灵霄，阳极阴生下鹊桥。

急用武火顺时到，灵山依旧文火照。

薰蒸煅炼安排好，婴儿方得坤母抱。

夫妇交结不离散，精神日增有功劳。

婴儿若然出外跑，照前施功要烹调。

调到精满有验到，二目金光耳聋了。

雷鸣一声婴儿跳，丹田犹似滚水浇。

到此外药不可调，再调婴儿损坏了。

小药用功兮久久内照，药重一斤兮采取就跑。

玄之又玄兮玄妙竟到，窍中之窍兮窍里又高。

黑龙打潭兮黄龙来到，白龙吐气兮不可迟跑。

黑金炼黄兮黄芽来到，白金采取兮运到昆梢。

白龙衔珠兮天机露了，周身趱到兮鸡卵样高。

回到丹田兮犹如胀饱，两肋疼痛兮苦楚难熬。

采药归炉兮用心照料，母子相会兮神气相交。

来到中宫兮安然坐好，温养沐浴兮不可心焦。

婴儿姹女兮相和合好，老嫩分别兮采取就跑。

金乌半斤兮不多不少，玉兔八两兮不减不飘。

初八上弦兮阳火宜进，廿三下弦兮阴符降退。

采大药，用双目，专视中田七日间。

药苗发生下丹田，自然行到尾闾关。

身中运，前后转，不采真气枉徒然。
移炉换鼎到离宫，清清静静心莫散。
捧玄圣，要师传，妄用心机也徒然。
双目连珠勤专视，黄芽白雪发根苗。
日视中，夜守留，婴儿自然到中田。
夫妇和睦中房斗，大药发生在下田。
温和养，谨慎照，煅炼婴儿不用焦。
不昏不沉着力照，婴儿才得笑遨遨。
念不起，万事抛，大药炼得海底跑。
脑后雷鸣耳后风，丹田犹如滚水浇。
红如日，软如绵，雷鸣一声到中田。
回到尾闾即速调，不调大药泄漏抛。
大药生，到中宫，六门紧闭不放松。
即用河车就超脱，方得大药不废逛。
大药冲，尾闾关，不可意领就过关。
谨谨慎慎来静守，候他复动引过关。
用木座，抵谷道，好用河车运过关。
再用木夹牢封鼻，方保大药不外飘。
用五龙，捧玄帝，婴姹天河上灵霄。
火龙踊跃来出现，降龙伏虎不得离。
清轻静，看守好，婴儿骑虎上灵山。
真气复动领过关，小心谨慎到中田。
婴儿停，不肯跑，不可扯他强过关。
恍惚守住黄河内，杳杳冥冥药不散。
穿牛鼻，不妄走，牵过鹊桥到中田。
三关九窍开通过，不用意引自循环。
养圣胎，要调和，阴尽阳纯结内丹。
十月功夫温和守，昼夜不离看中田。
三万刻，又六千，行住坐卧不离丹。
先用若存并若亡，然后存亡两不关。
有微有，无微无，真教文火妙内藏。

若无微无原不无，空不空来如来藏。

若着有，圣胎伤，若如无了婴儿亡。

煅得绝食婴儿爽，炼得气死姹女帮。

百脉定，内丹足，火候不用虚空藏。

圣胎圆满婴儿现，不可妄走在外方。

六神通，都来到，过去未来也知晓。

婴儿不可出外跑，坤母收来怀中抱。

自幼小，恐迷失，坤母谨慎来顾照。

六大神通不可用，谨藏养成牟尼宝。

养珍宝，妙里藏，婴儿姹女在中黄。

久久胎足有验到，雪花飘飘出黄房。

久守中，不超脱，尤恐正气要回还。

着他口鼻尸解果，神不独立要转凡。

若守中，不超脱，万载愚夫在尘劳。

神念涌出天门去，泥丸调神自逍遥。

乳哺功，泥丸养，不可妄出走外乡。

温养沐浴虚空照，不着不离婴儿笑。

守泥丸，谨慎照，尤恐婴儿出外跑。

有不有来虚空照，无亦不无婴儿笑。

久久自有效验到，六出纷纷出关跑。

初出元门自幼小，一步二步要娘照。

初出关，即刻收，恐怕婴儿失路回。

一里二里即速转，坤母细心好照料。

百千里，要走好，万里天涯遍行到。

六大神通都显妙，再炼九年面壁照。

到此时，止住了，阳神不老神通小。

天仙从此现成好，不炼元神不坚牢。

九年内，无可炼，名山洞府访仙迹。

鼻端有白须常炼，杳杳冥冥不记秋。

千万年，常一定，无年无月无知晓。

常觉守在虚空照，元神久久养成老。

真气足，元神壮，返老还童婴儿笑。

白发童颜桃花色，婴儿跳出元门跑。

吕祖云，要飞升，玉皇无诏不敢跑。

留在凡间立功劳，接引后学上天曹。

功成满，丹书诏，引到极乐朝母笑。

或在天宫或游遨，则奉请来不受诏。

千万载，永坚牢，超出三界乐陶陶。

天地有终我不晓，一性常明在天曹。

九玄祖，封赠诏，父子团圆夫妇笑。

男儿方得称大孝，女子丈夫名声高。

门人问答第四

贯中一问曰：如何阳神五等仙？请先生指示。

李子答曰：阳神五等者，人仙、地仙、神仙、天仙、金仙是也。百日功行，气足于下田，是为人仙矣，证果于下田。人仙亦不离人也，守之者益寿延年，不守者神驰气散，与凡人无异。人仙加功再采大药，过关服食于中田，是为地仙矣，证果于中田。然地仙不离于地也，难免尸解之果，总是神气为二，没后元神不能独立，不免投胎，故地仙与人仙同理。地仙再加养胎十月，食气俱无，百脉以定，胎圆出神，阳神超在于上田，是为神仙矣，证果于上田。神仙不离于神也，阳神微嫩不能超出天外，亦无神通，不过寿与天齐。神仙再加调神出壳，复炼虚无之阳神，炼神还虚，三年乳哺之后，神气渐老，通天彻地，千变万化，是为天仙矣，证果在上田，天仙不离于天也。天仙再加面壁九年，用炼虚还无之神功，常定常静，久养阳神坚固，法力广大，遨游八极，超出天外，永固常存，逍遥极乐，是为金仙矣。

贯中二问曰：阳神五等，阴神若何？请先生指示。

李子答曰：阴神亦有五等。一曰说世上之祸福见鬼见神，二曰见天宫与地府，三曰游天堂与地狱，四曰成神，五曰成仙。一曰言人祸福又见鬼神者，乃是先世宿根，此为假道惑人也。二曰见天宫与地府者，乃是旁门用功，六门紧闭，逼出阴神，此是左道害人也。三曰游天堂与地狱者，乃是外道打坐，存思妄想之功，此是魔道哄人也。四曰成神者，乃是天上神仙做了错事降下凡尘，又或鬼仙、地仙夺舍而来，又神仙戏游人间，不昧灵根，自幼晓得过去未来之事，亦有神通，不用修持而得，没后为神。五曰鬼仙者，乃是不得正道，枯坐旁门，昼夜功勤，阴神出现，是为上等鬼仙。中等鬼仙，没后地府为王。下等鬼仙者，没后抢胎夺舍而生也。

贯中三问曰：如何子午卯酉温养沐浴？请先生指示。

李子答曰：下功起初，神气入定，为酉时沐浴。静候阳生，动而复静，为子时沐浴。进阳火，息火息效，为卯时沐浴。真息微动，为午时沐浴。故子午卯酉都有沐浴温养之义，乃是修仙之妙用。又曰：进者，进阳气之火；退者，退阴气之符。采者，武火。取者，取肾中之元精。烹者，武火。炼者，煅炼阴精。火中有符，符中有火也。

又问：如何老嫩？

答曰：酉时沐浴之后，阳动采取，药物初生是为嫩也，不能成丹，动而复静。子时温养，静而复动，不采药苗太过，老也，亦不能成矣。进火卯时沐浴，丹未纯熟，退符太早。午时温养，不退太过，亦不能成丹。

又曰：如何老嫩当时？

答曰：阴极阳生，阳旺即采，运上乾宫；阳极阴生，阴旺即退归根，此时不老不嫩之时也。进阳火者，火是气；退阴符者，符是神。火中有符，符中有火，火符合炼而成丹矣。进者进真气之阳火，退者退阴神之阴符，进退都在泥丸。采取者，采真阳之元精。烹炼者，烹炼阴气之浊精。采取烹炼者，全在气穴。又曰：进者，坎进上田；退者，离退下田。又曰：天干、地支、八卦、鼎炉，尽是炼丹之妙喻。世人执着有相之方位，任他修炼，至死无成。夫关窍者，炼丹之径路。世人执着实相，亦是徒然。凡一切譬喻，乃修丹之妙用，其实总是神气二物合而为一也。

贯中四问曰：修行打坐盘膝如何样好？请先生开示。

李子答曰：修炼金丹，长坐短坐，随自力量而行，不可强用也。不论长坐短坐，总要有仙传真诀。若无真诀，哪怕长坐不卧，亦是无用矣。六祖云："长坐多魍魉，菩提怎么长？睡卧不思量，菩提日日长。活时常坐不卧，死后常卧不坐。一堆骷髅骨，何作两样行？"年少之人长坐亦好，年老之人长坐不卧，神疲气弱，怎么结得金丹？必须保养精神为妙，不可长坐不卧也。十月养胎，方可长坐矣。

又问曰："前三三，后三三，两个三三一担担。"如何讲究？

答曰："前三三"，乃三田也。"后三三"，是三关也。前三田九窍一担，后三关九窍一担，岂不是两个三三一担担？都要玄关去挑也。历年苦功无人晓，一纪飞升天下闻矣。

明性一问曰：旁门外道亦可成道否？请先生指示。

李子答曰：不能成道也。三千六百旁门，九十六种外道，皆是洪福。

> 吹打唱念极好听，失弃魂魄精气神。
> 子午卯酉定时辰，纳阴补阳是魔根。
> 枯坐旁门存思想，精神伤尽命难存。
> 步罡拜斗空费力，画符划卦枉劳神。
> 划卦念咒弄鬼神，空劳一世无得功。
> 闭气内思损玄气，面黄疲瘦像鬼形。
> 受戒烧身是愚人，忤逆爹娘丧残身。
> 外道邪法呼风雨，腾云驾雾是妖精。
> 未来过去他知晓，一灵阴性亦无用。
> 采战房术伤阴德，天眼宽宽不容情。
> 打七炼魔吐血病，误信邪师伤性命。
> 一切旁门并外道，诸公心内自评论。

明性二问曰：今僧自称大和尚，得道真否？请先生指教。

李子答曰：非也。他口称大和尚传法，纸上传他几句，字也是假名。犹是做戏，在台上君臣父子相称，下台原是班子。他知过去未来，强出阴神，犹似梦中茫渺不明。

明性三问曰：访师可有遇否？请先生指明。

李子答曰：访师必要坚久之心，不可性急。登山涉水，劳苦身心，遍访天下，感动天心，苦功限满，明师可遇矣。昔黄帝访道八十一年，方遇广成子先生授道修真。白玉蟾祖师十四岁出门访道，至五十九岁遇刘海蟾祖师授道修成。

休凡一问曰：古云地涌金莲，真否？请先生指示。

李子答曰：观音出商末时，打坐普陀洛伽山潮音洞，名青莲女，未知何处人，神通广大，普救万民，世人取观世音，后复取名慈航。潮音洞如何涌得出金莲？人腹为地，一阳初动，元精透露，色如黄金，妙喻金莲也。

休凡二问曰：芦芽穿膝是否？请先生指示。

李子答曰：释迦出周中，打坐雪山槃陀石上，如何透得出芦芽？是药产外驰过膝，元精色白，妙喻芦芽也。

休凡三问曰：蹓芦过江是实否？请先生开示。

李子答曰：达摩出梁时，南天竺人，初投梁不契，后复归魏，助资修成。时道未成，身重泰山，如何蹓芦渡过江去？下田为曲江，药过鹊桥，妙喻过江也。

休凡四问曰：白雀聚鼎是真否？请先生指教。

李子答曰：如来先到雪山，后归罗山。凡体打坐，如何头顶聚得牢白雀？是药归乾顶，色如白雀，妙喻者也。

修元一问曰：师姑可成道否？请先生指示。

李子答曰：不能成也。自古以来，哪有无发女仙佛？演戏亦无光头女仙。天下庵观寺院，亦无无发女仙佛神像。千经万典之中，亦无光头女人成道，只有带发道姑成仙。师姑若想成道，总要蓄发隐身，方可成仙也。

修元二问曰：女子如何方可修得成正果？请先生指示。

李子答曰：女子成仙，必要异志方可成道。或装癫装狂，花容变丑，锦衣变缕。智慧能干，万有抛尽，隐身藏体，方可修成。男子七宝金身，女子五陋之体，防男如同防虎。若不谨慎，老虎即刻脱跑。

修元三问曰：自古迄今，人人说道"得了玄关，方可成仙作圣"，他在何方？人氏何姓？请先生指明。

李子答曰：那无地名，恳求明师指点路径，可以相会。

这个玄关，先天祖居住在南赡部洲无双国神州府朱砂县。昆仑山中灵王太子，名真元，字元阳，号西来意。为因色欲未尽，贪想红尘，天地开辟以后，颠落后天北衢卢州安养国玄黄府白金县灵山下菩提村肾家为寄子。寄父昊然，心仁慈善之人；寄母神氏，心邪贪恋凡华。邪正患难之事，都要他去做；酸臭苦辣之事，都要他去尝。昼夜辛苦，劳力费神。玄关懊悔当初错想念头，今日之时，要死不能死，想生不能生，怨恨不已。

半夜之间，正在床中悔恨思想，忽听隔壁灵父坤母交媾。玄关心欢踊跃，急忙起身趱入坤母腹中，变化婴儿，时混沌君三年丁巳岁五月三十夏至日亥时。借母投胎，住在坤母腹中，静候百日，至伏虚皇五年丙午岁十一月初一冬至日子时产生。灵父坤母老迈得子，欢天喜地，犹如得着夜明珠一般，取个乳名玄关。

玄关曰："都亏父母育我，而有出世。若无父母交媾，我要坠落苦海，转投四生，永无出期。父母之恩，粉骨碎身实难酬报也。"玄关寄父姓灵名元宗，寄母姓坤名月宝。玄关师父正一子真人，传他天地造化之功。玄关昼夜功勤，习成神通，而有移山倒海之法，千变万化无穷矣。他父母心中畏惧，尤恐他操出祸来，故而时刻照应，须臾不敢离他。玄关常常打斤斗上天大闹天宫，天宫内织女以他招亲做新郎。再转法轮入地，海内大闹龙宫，龙宫内龙女以他配婚。家中黄金满室，异宝满箱。有时宿天宫，有时宿龙宫，父母爱如珍宝。

玄关长大成人，仍旧迁移老家昆仑山，复取大名真人。玄关出门游玩，坤母时刻照应不敢离也。时明帝七年戊子岁八月中秋望日，子时出门，坤母叮嘱他速出速入，不可久住于外。玄关时刻吃奶，不离坤母远行，久久乳哺，大人一般，父母亦放心得落，方可离母远游。父母又以他婚配月府嫦娥为偶，产生一男名金童，又产一女名玉女。

玄关出外游玩，朋友以他取个号，名阳神子。如来地藏亲兄弟，斗母观音嫡姐妹。元始玉皇为道友，诸佛菩萨亲眷属。玄关祖父木公，祖母金母，太公无上，太婆无生。玄关住在天宫佛国做仙郎，快乐无穷也。玄关功行圆满，寂王九年正月元旦子时脱壳飞升，骑龙上天矣。

修元四问曰：有这样好处，可有会期？请先生指示。

李子答曰：哪有会不着？必要你诚心，自然相会也。玄关初做新仙，在灵霄宫受职。功成圆满，久成老仙，遨游天下，逍遥物外矣，名山洞府安身。玄关受职斗柄之主，推运周天，日月星辰，随之载运。若然错误时刻，上天谪降凡尘，当行则行，当止则止，不可勉强也。劳心费力，三十日睡去，初一子时醒，初三起身，初八起程，行到十五日到老家昆仑山，又睡到二十三日，动身回到灵山家里。三十又睡到初三起身，料理五天，初八日又要起程，周而复始，不能停留也。

你若要去会着玄关，三十就要去，真心候他。他若起身料理罢了，好与你相会闲谈，待到初六七方可相会讲理谈玄。你若不诚意静候他，他睡去不醒，不能与你相会。你若去迟了，他初八又要起程，不能与你会也。

不得正道，一观渺茫不知。若得正道之人观见，句句玄理，字字有妙，乃是一部全功真经。人若解不出玄妙，乃是旁门外道。若人剖得出玄理，乃是高贤圣人矣。天是大天，人是小天，可盗万物之精华，可夺天地之造化，可窃仙佛之神功，可修八宝之金丹，可以长生，可以不坏，可以超过天地劫运之外，永劫长存矣。不论富贵贫贱，只在有志无志而分。有志者成仙作圣，无志者堕落四生。虽愚昧小人，得了玄关修炼，亦齐圣域，未有不能竞成者也。

破迷劝世歌第五

红尘白浪两茫茫，忍耐谦和是妙方。

到处随缘延岁月，安分守己度时光。

休将自己心田昧，莫把他人过失扬。

谨慎应酬须仔细，耐烦做事好商量。

多藏财帛他人享，广积阴功后泽长。

罪孽难宽奸妇女，鬼神最重孝爹娘。

从来硬弩弦先断，每见钢刀口易伤。

惹祸定因闲口舌，招尤总为热心肠。

是非莫管分彼此，好歹何须论短长。

争产争银殃早伏，行善修德福无量。

吃点亏时无大害，学些呆处有何妨？

荣华总是虚花事，富贵犹如梦一场。

老病死亡谁可代？忧愁苦恼自承当！

人虽奸巧夸伶俐，天自高头作主张。

曲径邪行真地狱，公平正道即天堂。

奸雄欺世神难恕，刻薄人家后不昌。

一服保安和气散，两端勤俭训儿方。

休斗胜来莫争强，百年一梦醒黄粱。

恃强凌弱朝朝闹，人祸天灾日日忙。

转眼白头人易老，荒丘坟墓是家乡。

劝君及早回头悟，积善修福策最良。

善气充时诸恶戒，消灾延寿姓名香。

后学艇帆子云水道人敬录

后跋六

从来学道之书，前圣所著《参同》《悟真》一切丹经，玄理明露一二，隐藏八九，后学难以剖明，无处下手。余著《玄妙镜》一部，可谓详且尽矣。使后学得遇此书，庶心中有柄绳此，参访明师，指点首尾中间火候老嫩，金丹奥妙，始末备陈。彼入道者益加精进。

余自幼看破红尘，不思荣华，不求婚配，释道二门，觅玄寻理，不得参明。后又出外三年，寻师访道，不惜财力，登山涉水，万苦千辛。偶遇公平学道，真师指示真诀大略，随弃家业，护师行道五载，劳苦不辞，方得道闻。勤参苦悟，密修至道，八载功成，故述此书，按上、中、下三篇，传留后世。

余愿信道贤良，诚心参究，指日可明，不落盲师旁门外道所迷，不枉吾苦志度世之愿矣。

同治丁卯年二月朔日　霞幕山离尘子李昌仁谨跋

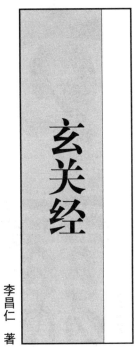

玄关经

李昌仁 著

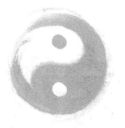

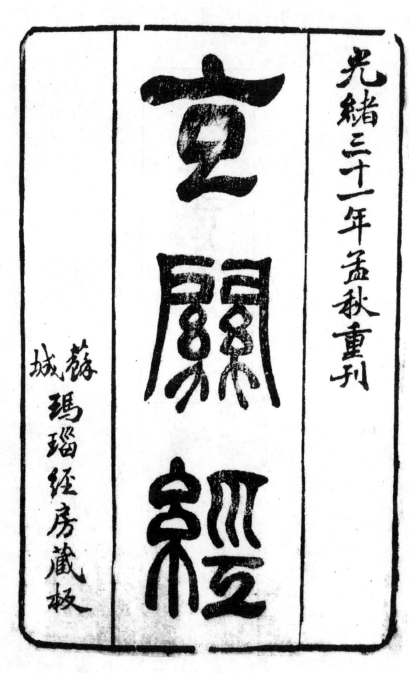

玄關經

光緒三十一年孟秋重刊

薛城瑪瑙經房藏板

《玄关经》序

夫道者，浩然之玄炁，充遍虚空，贯通天地，人以及四生万物之中有体而入，形谢则离。自古至今，不增不减，成仙作圣之真种也。

余历观古之丹经之书，譬喻未分清楚，注释又不详明，尽皆藏头露尾，非圣难测，非贤难解。后之学者，观而不知志，不勇猛访师，以误生死大事。

余前作《玄妙镜》上、中、下三卷，罄心直指，玄功真诀露尽；今复又述《玄关经》上、下二卷，道炁显相，指示妙用神功，群迷剥尽矣。使后圣学道者有凭有证，不抱恨丹经譬喻哄人。若得诀之士更加明心，未得诀者依此书访道不落外道旁门所迷也。

天地人以及四生万物皆借假名称唤作用，故炼神丹亦借假名作用。若无譬喻，学人无处下手修炼，故譬喻载丹经指人，有序有柄，有着脚始终。然譬喻中暗藏许多天机，人身喻树，神炁喻果，名师喻匠手。果有正阴正阳，正阴之果外肉内核，正阳之果内肉外壳，必要明师指示，取核中之仁、壳内之肉，二物合成，煅炼凝成金丹，长养圣胎，旁门外道岂能知哉！身外求丹，指鹿为马，磨砖作镜，岂不远矣！至终不成也，哪晓灵丹出在自身之中，不在海外蓬岛，亦非铅铜水银炼成。自身丹田原有橐籥，有百宝金丹，实是聚宝盆、宝藏库。库有上、中、下三库，盗取三库宝物，合炼成丹，服食而成仙矣，旁门外道岂能知者！闻乎惟圣人能夺造化，载运神功，煅炼玄关龙女，结成龙虎八宝金丹，圣胎圆成，阳神现出，是谓仙矣。后圣得着正道，下功数月，玄关就有效验，立竿见影，非无凭证也。旁门外道易得难成，成者鬼仙难逃生死矣。正门修行，明师指示，摸着玄关，即是圣人。

孔子云：朝闻道，夕死可矣。孟子云：浩炁常存，名曰圣人也。此书言虽浅率，将圣私传和盘托出，前后二种丹经合参，即若亲口相传。则须砺志精进，不必他山求助，则仙佛圣果可证此。余苦心求师悟道之本愿也。

时在 大清道光九年一阳月朔日
吴兴弁山离尘子李昌仁谨序

千峰养生集萃

玄关经真炁现相卷上

跨塘桥离尘子李昌仁　著

玄关起由说第一

离尘曰：天地之间有正阴正阳之真炁，挣立天地，产育人仙，以及四生，变化万物，活活泼泼之灵物。正阳之炁譬喻婴儿、玄关，正阴之炁喻名姹女、龙女，阴阳二炁即是性命。性为阴，命为阳，同生同死也。古人借譬喻安炉立鼎，煅炼性命，结成金丹，长养圣胎，胎圆出神，即是仙佛圣真。

玄关者，玄妙机关。活泼动静，虚空上下，运行川流不息矣。故夏天玄关阳炁在天，暑热不可当；冬天玄关阳炁在地，寒冷不可当；二八两月玄关阳炁半天半地，冲和温暖也。

天有北斗为斗柄，真炁玄关在内，普天众星，真炁拱朝，以北斗载运，日月星辰，周而复始，永固长明矣。地有昆仑为斗柄，真炁玄关在内，四维八极，龙凤正穴，真炁拱照，以昆仑真炁流运，出仙出圣。人有炁根为斗柄，真炁玄关在内，四肢毫窍，真炁拱朝，以炁根流运，一身百脉贯通，保其长年，可凡可圣矣。

人身中自有三魂七魄，三魂者即是姹女、龙女，七魄者即是婴儿、玄关。男女媾精时，一阴一阳，合凝成孕，受母精血，渐渐成胎。产育时一魂一魄入其婴儿身中，长养十六岁，三魂七魄投全，阳炁渐足，难免不漏。故男漏精，女漏血，真阳之炁初损，渐渐漏到六十四岁，七魄败尽。虽有体在，纯阳微阳矣。若遇明师指示，可以返老还童。或问明师指示，可能修成仙否？答曰：尧是何人，予是何人也？尧舜与人同耳，自古至今，仙佛圣真亦不是天上降下来，亦不是地中涌出来，俱是凡夫修成的。古云：神仙都是凡人做，犹恐凡人心不坚。若人访求访明师，指示真炁玄关修炼，神仙决定成矣。吾道修行，先必戒除淫念，若淫念不除净尽，犹然如沙蒸饭，岂不远哉！

三田图第二

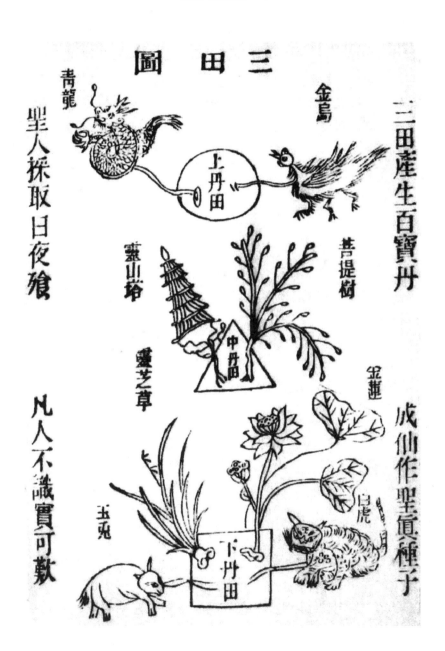

三田圖

青龍　金烏

上丹田

靈山塔　菩提樹

中丹田

靈芝草

金蓮

白虎

下丹田

玉兔

聖人採取日夜殯

凡人不識寶可歎

三田產生百寶丹

成仙作聖真種子

玄关出处说第三

离尘曰：天下第一宝贝，丹田也。丹田乃是天中之至宝，成物之金炉。帝王侯宰丹田产，文武官员丹田生，一切男女丹田养，四生也是丹田成，仙佛圣贤丹田出，菩萨神明丹田生。若将丹田封固不用，仙佛圣贤无处下手，修炼不能成真矣！一切男女无处结丹成真，一切男女如何结孕成胎？四生之类如何生养？天下绝灭矣！丹田宝地能产灵芝草、长生果、菩提酒、不老丹，能产龙凤、金乌、玉兔，能产龟蛇、虎丹、金莲、珠宝，能开五色金花，普放光明，真是奇物异宝，盖世无双也。

丹田有上中下三处。下田生育之地，中田存养之处，上田哺乳之地。世上凡夫则知一处，生男育女结续后嗣，不知神功妙用，不知上中二田，故而不能成仙成圣矣。仙佛圣贤下丹田煅炼金丹，中丹存养圣胎，上丹调神出壳，三田缺一不成矣。

问曰：丹田出在何处？答曰：下丹田出在北海蓬莱山，中丹田出在灵山黄庭，上丹田出在南海须弥山。下丹田菩提树下有个主人翁，神通广大、法力无边，千变万化无穷矣。能变化男女、四生六道，能变化诸佛菩萨、仙佛圣贤，能变化异宝奇物、普放光明，能变化日月星、普照乾坤，天上天下独自为尊，穷子旧主入玄关也。千名万号俱是他变化异名。天无玄关日月不明，地无玄关万物不生，人无玄关色身难稳也。

又曰：静定长生之道，闹者速死之期。故山中静处有千年老物成妖，如同人之长生之道；湖海静处有老物成龙成精。人若独居静坐，静观内照，谨守丹田，万缘不挂，端坐默守，寿同彭祖，可以不死，可以成仙成圣矣。故深山茅舍有老僧数百岁不死，名山洞府有隐士几千年不朽，皆由静而长其生。修行之人务须先学静定之法，加功精进，急求明师指示，可得大道，玄关出处可明矣。

降育图第四

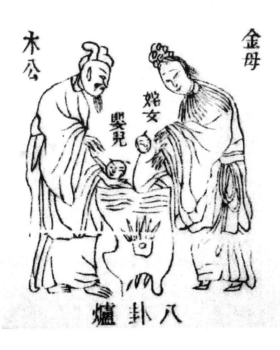

降育圖

玄玄上人

金母

木公

婗女

嬰兒

八卦爐

金木交併嬰婗現

從此降育遍天下

匹配成婚產仙人

凡聖一理皆自然

产玄关说第五

离尘曰：人身之中自有先天灵父坤母，各居其方。灵父居住桃源洞，坤母居住无底洞。男孤女寡，六万余岁，无人作伐，流落东土，生死不已，受苦无穷也。世上若有真实修行，访求明师指示，婚配就可育子，得其长生矣。务必邀请黄婆作媒，方可说合成婚。必求七宝黄金、月中玉兔、日中金乌，金童玉女一对，七月七日会期，洞房花烛，年迈子女成亲，喜从天降，和谐不离，日夜不舍，同住同行，交结不散，真是恩爱夫妻矣。

如此静定交合数月，坤母有孕，怀胎十月，产生一子，取名玄关。父母欢天喜地，爱如珍宝，日夕不离左右。玄关长大成人，婚配龙女为偶，小夫妻二人恩爱如鱼水，日夜交结不离，结成金丹圣胎矣。玄关不产，性命如何交媾？如何结丹成胎也？！如此之说，须求譬喻之中悟明，再求明师指示，产玄关不难矣！

玄关内神通说第六

离尘曰：玄关隐在寂寞之间，必求至人口诀、长生久视之道，玄关可现矣。玄关初产时必有效验：两目金光，两耳鹫鸣，脑后风声，丹田火炽，雷鸣一声，玄关出门。先到阳关，回到尾闾，复行大腿，鸡卵样高如绵之软，活动行走，回到丹田，犹如妇人十月满足。两肋胀痛，出门如风，肃静进窝，力大无穷矣。跳动周身俱震，有时如冰之冷，有时如火之炽，有时犹似走泄。玄关初放光明，如白云之白，开放五色金花，华蕊美艳，世无能比矣。玄关结成金丹、舍利子，暗室有白，放光如银。

又曰：筑基效验，身上霎时跳动；外药效验，放光白中带黄，外肾犹如走泄；小药效验，放光白中带亮，动静刻刻不停；大药效验，放光如月华之明，动静活泼，法轮自转；胎圆效验，百脉俱定，食气以无；出胎效验，六大神通放光，雪花飞扬；乳哺效验，天花乱坠；出神效验，现相有形，观见自己眉目；面壁效验，神通变化无穷矣。人身之中有这样稀奇活宝贝灵物也，圣人之言真实不虚矣。修行不得玄关效验，劳苦一世也是枉然，不能成仙成圣矣。

玄关盗丹逃走说第七

离尘曰：这金丹，难收藏，一点不谨往外亡。若想成仙做圣祖，时刻不离谨守房。筑基不勤丹要走，功夫错乱要走丹。心意不专丹要走，淫念不尽易走丹。心烦劳形丹要走，喜笑闲谈要走丹。凡走丹，夜梦走多。戒淫念者，平日念起，畏惊恐怖，时至梦里教君也知矣。

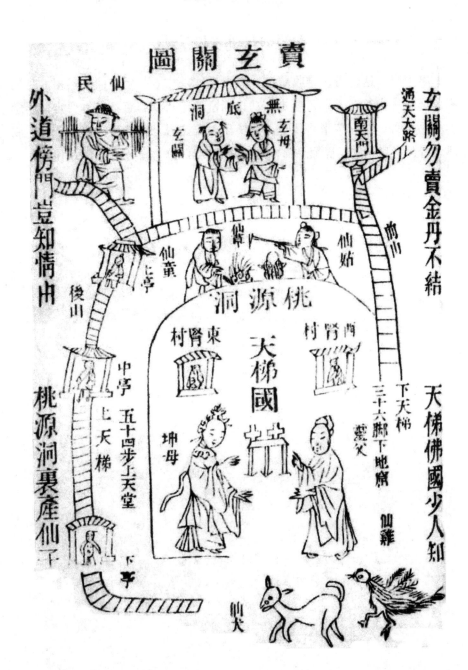

卖玄关结金丹说第九

离尘曰：此个玄关不是东土之人，乃是西方瑶池宫中太子。因为鸿蒙开辟以来，颠落后天，同玄玄上人下凡，流落东土六万余年。流落在短命国生死府轮回县过路凉亭安身。母子二人，混过光阴。如今玄母家寒，衣食俱无，难以度日，则得将玄关小儿卖与人家为寄子，变换银钱，以好回去。玄关勿卖，金丹难结矣。玄母难舍玄关，叹道曰：

> 吾孩儿，生得好，后来必定大圣人。
>
> 眉清目秀桃红脸，齿白银丝唇胭脂。
>
> 罗汉顶，发乌云，两耳垂肩是真人。
>
> 生来不长亦不短，三尺三寸白玉身。
>
> 十指尖，如春笋，两手过膝不凡人。
>
> 凤眼玉体骨若绵，要做灵山活世尊。
>
> 今无奈，将他卖，难割难舍吾孩儿。
>
> 好个聪敏智慧子，孝顺娘亲甚殷勤。

玄母曰：唤儿出来，吾儿哪里？玄关道：母亲在上，孩儿拜见。唤儿出来，有何训教？母道：儿呀，吾与你下东土以来六万余年，如今衣食难度，为娘想将吾儿卖与人家为寄子，变换银钱，为娘好回家去矣。玄关道：母亲呀，孩儿要侍奉母亲，日后时运到了，同母亲回家如何？今朝要将孩儿卖了，母子分离如何舍得也？玄母曰：儿呀，你住东土几年，为娘停息几春，吾来叫你同去就是。玄母收拾行李，手携玄关出门，吾儿同娘行走，玄母叹道曰：

> 将门儿，来锁好，手携玄关往外跑。
>
> 四大部洲来变卖，五湖四海卖玄关。
>
> 吾玄关，卖善人，五戒除尽念真经。
>
> 不是九二原来子，对面难买吾玄关。
>
> 吾玄关，卖贤人，名利恩爱不挂心。

真正灵山贴骨亲，才可买得吾玄关。

吾玄关，卖至人，愤高嫉妒早离心。

酒色财气撇得清，才可买得吾玄关。

吾玄关，卖高明，千经万典参得明。

贪嗔痴妄不染心，才可买得吾玄关。

吾玄关，卖圣人，禅功精进发愤心。

昼夜不停参真经，才可买得吾玄关。

过一关，又一庄，前庄走到后村亭。

牵牵缠缠割不断，有钱难买吾玄关。

翻一山，过一岭，两腿跑得软瘘疼。

四维八极来遍卖，未见有人买玄关。

过一城，又一镇，肚中饥饿步难行。

有缘千里来相会，无缘对面不相逢。

行一程，又一程，前面有个大村林。

问声此是何方地，此山村庄叫何名。

　　玄母立定身躯，四方一望，前面有个公公骑牛而来。玄母问曰：老公公，此地何名？老人回言道：此是北俱芦洲桃源洞，别有天地，无暑无寒，无生无死，不食世味，自有珍馐百味，玉液琼浆，逍遥无穷矣。此地都是仙民，君民同乐，不分人我，一体同观。洞前有个莲池，能产金乌、灵芝草、琼浆酒、不老丹。此山名叫灵山，此村肾家村。村前有棵菩提树，能产长生果，吃了寿活千年，若常食永固不能死矣。山中有个灵山塔，昔世尊在灵山塔菩提树下修炼打坐，成其正果。此地远天则五十四步三十六脚下，地名曰天梯国，国主法中王最慈悲好善修行。凡人初学道者都要在此地修炼，别地修炼不能成道矣。老夫人贵府何处？尊姓高名？到此何为？
玄母道：老公公听我道来——

吾家祖，西方地，极乐昆仑吾家庭。

瑶池宝座金铺地，逍遥物外乐有余。

鸿蒙初，开辟后，颠落东土难回西。

躲在短命国中住，生死府内过苦期。

轮回县，过光阴，川流不息无了期。

寄父寄母千千万，寄兄寄妹万万余。

儿女产，无数万，并无一个同吾住。

常常住在过路亭，劳劳碌碌过苦期。

吾姓玄，名无生，惟是玄关亲骨肉。

同吾老躯伏侍莪，殷勤孝顺最精奇。

六万年，银用尽，时今不能转回庭。

故而将儿来遍卖，变换银钱好回程。

一千两，白纹银，难割难舍亲生子。

老人听，喜欢心，千两白银价为定。

今朝有幸遇着你，盖世无双好精奇。

老人家道：卖与老汉为寄子，可好么？玄母道：老公公要者更好。老人道：此儿甚好，千两白银不贵，但是非轻之物不能带之，行路吾家，赤金时价二十两白银换一两，赤金带在身上，随路兑用，岂不是好么？玄母曰极好，就写文契起来。老人取笔放在桌上：请隔壁娘子观音老母可能代笔好么？玄母道极好，就此诉告起来：

立卖契玄老母家寒难度，缺少银将儿卖吾好回都。

家住在极乐园昆仑山中，瑶池宫金砖铺快乐无穷。

食珍馐和百味甘露琼浆，只为因鸿蒙初颠落东土。

流落在短命国生死府里，轮回县过路亭混过苦期。

寄父母寄兄妹千万逢过，产生子万万数不能陪吾。

惟则个小玄关陪伴老身，先天时混沌君元年十月。

三十日亥时末子时产生，取乳名叫玄关古怪聪敏。

吾爱他夜明珠时刻在身，难割舍吾姣儿千年青春。

吾孩儿极孝顺殷勤伏侍，时刻在娘面前陪伴老身。

缺少钱无用度卖与灵门，一千两白银子转换赤金。

当付讫不立票赤金收到，自卖后无翻悔永不再找。

两边是心情愿永无异言，立卖契玄老母永远存照。

伏羲皇三年间十月三十，亥末子立卖契老母玄玄。

鸿钧祖做中人观音代笔，写到了扎花约公公请观。

老人家观看哈哈大笑：果然写得好！即将赤金付讫，玄母收拾藏好。老母欲要动身，老公公相留说：今日晚矣，在吾草舍安歇一夜，明日动身。夫人然也，老人即备晚膳，请老夫人用饭。多谢了食毕，各用香茗，玄母道：门前一带多是老公公地面否？

老玄母问公公姓甚名谁，你家中有几位女宾郎君。
此可是老祖居远方迁住，老公公如今有多少年纪。
老人说吾不是此方之地，吾家在昆仑山无极宫里。
吾本是王太子逍遥福气，则为因一念错谪降凡嚣。
流落在桃源洞混过光阴，食仙果灵芝草不老长生。
吾如今六万岁有余年少，家富贵恩爱重牵连红尘。
难割舍不能回无极宫中，吾夫妻年半世并无子孙。
吾家姓灵浩然是我名姓，吾妻子坤氏女亦是好人。
今日里偶遇着卖儿夫人，到后来有好处一同享荣。
你吾是一家人何分两处，老玄母听说话心欢谢恩。

玄母听说大喜，谈谈说说更加欢喜，三更时候各自回房安歇。次早老人起来备饭，玄母食毕，就此分别。唤玄关吾儿，听为娘道来，你要谨记在心头：乖乖我的儿呀——

叫玄关吾孩儿你要孝顺，二老人为父母你有好因。
勤学文俭学武各要精明，各行业都学好自己根本。
二老人训教你汝要低心，孝双亲天有报自有感应。
吾娘亲回家去停息几春，吾必来望你们自有相逢。
吾如今来分别眼泪滚滚，难舍别吾孩儿亲养子孙。
玄关也两眼泪哀告娘亲，你回去且放下不要挂心。
孩儿们到后来成人长大，度母亲一同住孝敬娘亲。
玄老母听儿说好不悲心，两眼泪叫孩儿你要聪敏。
二老人听他说各自悲伤，泪汪汪叫夫人且自安心。

吾不是昧天理不想老人，到后来叫玄关来望你们。

玄母抱住玄关大哭一场，二老劝止，收泪酬谢二老，分别上路而行。二老同玄关小儿送上大路，分别上路飞行。二老同玄关伴了一天，甚爱之至。玄关不舍玄母，回头说道：玄母吾的娘，暂等一刻，儿也要去。二老听说，望前一看，玄母竟不见了，回头一看，玄关又不见了。二老嗟叹不已而回到了家中，一看赤金原在，二老惊奇，犹如大梦一场矣。

玄关经

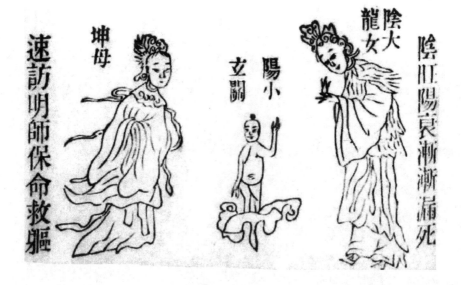

复产玄关成胎说十一

离尘曰：玄关若不复产，圣胎难成矣。

此夜坤母睡到三更时候，梦见小儿，犹是玄关一样容貌，趱入腹内，倏忽惊醒，天明起身，对丈夫说明。老人说：夫人呀——

　　昨日的卖儿人必定天降，你以吾为人善天送子临。
　　同妻子排香案祷告神明，汉张仙送子来降到灵门。
　　吾家幸不绝嗣天有报应，如此后老坤母有了胎孕。
　　过一日又一月十月将临，腹中痛产下儿发齿全生。
　　举步行手指天吾独为尊，二老人惊又喜吾儿奇文。
　　美貌容清白分聪敏智慧，到后来必定是大贵真人。
　　二老人一见儿喜从天降，犹是的产下了夜明宝珍。
　　此儿的面貌容卖儿一样，今取名叫玄关以应前因。

　　二老产生玄关小儿，犹是得着夜明珠活宝贝一般，时刻不离玄关。坤母勤勤照顾，玄关长大成人，二老请媒作伐，初配龙女为结发。女大男小，夺夫之权，武艺精通，玄关任他使用，上天下地，推车拖轮，大闹天宫。龙宫助夫之力，帮夫之贵也。产生一女，取名玉女。

　　今复娶嫦娥为妾，贤惠文雅之女。此乃女小男大，诸事不晓，眠在宫中，不出房门，任从玄关来来去去。交斗他也不动，寂灭大定，犹是死人一般。如此交斗十月，他不来与吾寻欢，吾也不高兴交哉。就此抱住嫦娥同眠，大定数月饮食不进，百脉俱无。如此嫦娥有孕，渐渐胎圆，产生一子，取名金童。

　　倏想起生身玄母，分别十有余载，未知身体康健，吾是逆子也！就跳起身来，游山打猎一回，以解烦闷。玄关投拜北海正一子为师，与孙行者如师弟兄传授移山倒海之法，变化无穷矣。往月宫盗玉兔，日宫取金乌，海内盗珍珠异宝，宝库盗金银钱帛，家富百万，贵高齐天大圣。远近俱来访谒，聚集五千四十八个贤徒，皆非凡夫。自此之比丹可成矣。

交媾图十二

交媾圖

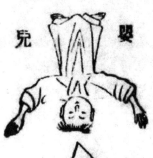

嬰兒

十月程陽交陰聖
胎成就

出上田
雪花飄出陽神遷

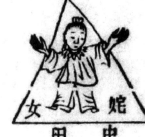

姹女
中田

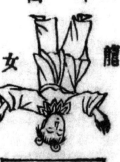

龍女

百日功陰交陽金
丹結成

藥發生
放毫光如白銀大

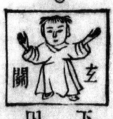

玄關
下田

玄关交媾成圣说十三

离尘曰：世上有件奇事，古今稀见罕闻，闻者成贤，得者成圣，成者得仙。有此奇事乃活宝贝，即是玄关。玄关若不与龙女嫦娥交媾，如何结丹成胎，如何成仙成圣耶？

世上万般伤吾命，惟是玄关长精神。
妻子犹是刮骨刀，父母不能保长生。
儿女原来讨冤账，六亲都是损精神。
诸亲百眷劳吾形，相好朋友讨我神。
金银珠玉伤身物，绫罗绸缎劳精神。
山珍海味穿肠药，货物都要讨性命。
酒色财气是毒药，名利恩爱如长枷。
看来都要伤吾命，并无一物保长生。
惟有玄关添吾寿，惟有玄关长吾精。
惟有玄关添吾炁，惟是玄关长吾神。
吾同玄关住几春，万年不见老阎君。
离了玄关寿不长，不离玄关寿无穷。

昔时仙佛圣贤俱同玄关做伴，成仙去了。玄关身上产生天厨妙馔、珍馐百味、玉液琼浆、延年药、不老丹、还魂汤，吞下腹去，永固不死矣。玄关有二位妻子，他身上也有长生酒、不老丹、接命汤、延年药，他与你争斗一回长一回精神，此时阴大阳小，任凭龙女上天落地争斗，玄关不动不摇也。

玄关眠在丹房内，任从龙女争斗行。
天天争斗不敢停，日日交结一堆成。
龙女要到娘家去，玄关跟后一同行。
来到灵霄宫中坐，丈人丈母笑盈盈。
排酒款待新女婿，欢天喜地说古文。

玄关眠在安养国，任凭龙女斗夫君。

争斗才罢下天宫，来到北海宫中停。

玄关眠在九龙宫，任从龙女交斗胜。

玄关斗得精神爽，龙女败得力无生。

百日功成圆满足，结就舍利金丹成。

　　龙女乃是贤妻，爱夫如宝。她有纳阴补阳之神功，她自己天天瘦，玄关天天壮，自己精神都付玄关身上，自己骨瘦如柴，四肢无力，诉告夫君曰：吾之精神都付与你，吾如今力气全无，奈何？玄关闻言，即叫龙女曰：汝覆在吾身上，带你去成仙就是。龙女听说，心欢踊跃，就抱覆玄关身上，不动不摇。玄关曰：龙女无力争斗，然天运不敢停留。即唤嫦娥，此女自幼在家，阳大阴小，不知世事，眠在中宫，任凭玄关上天下地、来来往往争斗，她也不动，寂灭大定，真是恩爱夫妻矣。

嫦娥眠在黄庭室，任从玄关争斗行。

玄关出外她不跑，眠在中宫不动摇。

玄关争斗也不晓，不动不摇抱得牢。

如此争斗三百日，玄关精神乐逍遥。

男女炼成一个体，妻子趱入玄关窍。

寂灭大定不动身，玄关神通内知晓。

过去未来也知道，神仙不远在胎胞。

若不超脱是愚夫，千年万载在尘劳。

　　嫦娥亦是爱夫如宝，她有剥阴长阳之神功。她自己瘦如枯柴，玄关力大无穷矣。嫦娥趱入玄关腹内，寂灭大定。玄关天天吃妻子身上灵丹妙药，他二人也不饥饿，亦不昏睡，神清炁爽，面若桃花，神仙不远矣。

　　如此静定中宫，饮食不进，脉气全无。父母子女惊慌，邀请邻人陪伴，嚎啕大哭，办棺殡殓。玄关大怒，跳起身来吼声曰：吾正好睡去，被你们这等吵闹，此地繁华，不能了道，吾要迁居别处安身。这就因父母妻儿迁昆仑山灵霄宫，岳母家中安排停当，玄关遨游四维八极、海外蓬岛，常采灵芝草与母亲爹爹妻儿同食，如此三年俱皆得成仙矣。诗曰：

　　　　璇玑悬斡图已成，全凭玄关采苗根。
　　　　阴阳推合拖轮转，譬喻之中仔细寻。

又曰：

　　　　瑞气腾腾运斗牛，炼七修三不自由。
　　　　久违凡俗方得息，莫向旁门身外求。

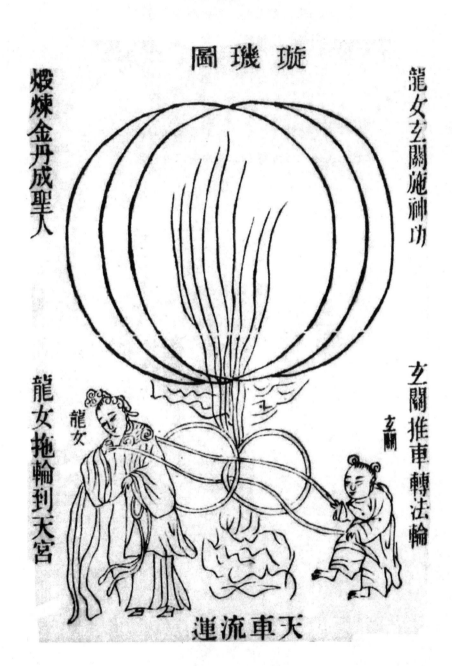

璇 璣 圖

煆煉金丹成聖人

龍女玄關施神功

龍女拖輪到天宮

玄關推車轉法輪

龍女

玄關

天車流運

玄关转轮成仙说十五

离尘曰：初成新仙者，必先上天受职，推移斗柄，劳苦不已，行功立德，普救众生，功成圆满之后成了老仙，方可快活。亦有推移三年五载苦功圆满，也有推移十年廿年苦功圆满，也有推移一年半载苦功就满，功成不一，迟早不同。

年少力旺者易满，功勤者易成；年老之人精神衰败、气微力弱，日子多些，一时难满，必要十年廿年左右方可满期。故修行人亦早更好，精强力足，精清炁爽，尽可修炼。故功成日子圆满，迟早多少不齐也。

是此初做新官第一件辛苦劳碌执事，以他去做，昼夜不息，不敢停留。若然限了时刻，节气不准，上天责罚。以他自古至今成仙成佛成圣成真，若不推移斗柄，仙佛圣真难成矣。

此时玄关夫妻受职，推移斗柄，执事昼夜，辛苦劳碌，时刻不停。玄关是辛苦劳碌之辈，投东以来变作贪懒之人，懊悔当年修仙学道，修成仙真，则样辛苦劳碌。时今不能推辞，奈何好不快活。妻子苦苦劝解：夫君不要忧愁烦闷，吾与你如今辛苦劳碌，日后功成圆满之期，自有得快活矣。玄关被妻子劝解一番，稍解忧愁，无奈何则得依妻子之言去推移斗柄，地中平路，玄关不肯推移，妻子无奈何则得一人推走也。

玄关妻子推斗柄，昼夜辛苦不敢停。
冬至朔日子时起，地中平路不肯行。
玄关贪懒眠车上，不动不摇困端正。
妻子思想天运事，不敢停留在尘中。
失去时刻节气乱，有误大事丹不成。
上天责罚难挽回，妻子无奈一人行。
寂静神功推斗柄，推到初八子时生。
唤醒夫君都助我，一同推升上天庭。

妻子曰：你睡去了多日，吾推得腿疼脚软，吾伺候你多时了，你快来同吾推移。玄关起身同妻子推升上天，到十六日午时，到了天上，天中平路，玄关贪懒又不肯推移。妻子曰：成仙大事，不敢停息也。

玄关睡卧天车上，寂灭大定不动身。

妻子思想天数事，不敢停留在天中。

只得一人推车走，寂灭大定用神功。

推往娘家村中过，丈人丈母笑盈盈。

好个女婿白如雪，眠在车上不动身。

后来必定成仙圣，女儿才得有荣封。

推到二十三日午，下弦期到力无生。

不能推行怎奈何，唤醒夫君帮吾行。

妻子曰：吾四肢无力，不能推移，快来帮吾推移。玄关走起身来，同妻子推车下地，地下平路，玄关又不肯推移，卧在车上不动也。妻子无奈何当了执事，不能推辞，天运大事停止，不觉昏睡失时，气候错乱，天数不准，众生受苦，上天责罚，性命难保也。妻子左思右想无法，有力无力只得发出虚极静笃之神力，不动不摇之功成，一人勇猛精进，大定神功，推移斗柄，周而复始，川流不息，昼夜不停，时刻不忘。推移百日之久，妻子推得气力全无，昼夜不眠，时刻不停，腿疼脚软，坐卧不起，守护黄庭，觉睡不昏。玄关推移多日，力炁稍大，路径亦熟，叹曰：妻子不能行走，天运不能留停，无奈何则得一人推移也。

玄关妙用神力推，三关九窍一线串。

黄河直透到天宫，牛羊鹿车任君行。

五十四步到灵霄，外公外婆出来笑。

外甥如今长大了，一人推车上天曹。

蟠桃筵席待外甥，牛羊鹿肉俱来到。

长生果品滋味好，菩提琼浆吃一饱。

玄关无心寻欢乐，即刻分别下天曹。

呼动巽风腾云霄，三十六脚下地跑。

十万八千路途遥，不刻之中转回朝。

如此推移三百日，圣胎结成牟尼宝。

苦功圆满圣胎好，六大神通都来到。

静候雪花满空飘，阳神透出九云霄。

玄关曰：圣胎已成，阳神现出，此地不可久住。即就迁移到须弥山无底洞外婆家里安身。玄关天天吃妻子身上奶奶，趱出趱进不停，如此三年，神通广大，法力无边，天仙成矣。

飞升图

千魔萬難成金仙　大隱市廛名山修

嫦娥　玄關　龍女　玄母

玉女　金童　靈父　坤母

但得今日有飛昇　數十餘載苦功程

眾人朝拱

玄关合家飞升说十七

离尘曰：玄母分别玄关，倏忽一十三年矣，此时玄母倏忽想起玄关，不免驾祥云往东土一巡。

老玄母想玄关心中难舍，十三年不见面挂念于衷。
驾起了五色云东土一往，一路来美景色无心观阅。
抛舍了瑶池宫来下东林，驾来到天梯国坐落云城。
一步步行来到灵山塔下，立住了定目看可有人临。
正想时树林中走出一人，原来是玄关子吾的亲生。
玄关见娘亲面心欢踊跃，上前来作一揖母亲可宁。
玄老母心欢喜叫声吾儿，分别了十三年才得相逢。
娘为儿常挂念难舍姣儿，挽了手一同行来到墙门。

玄关道：母亲在此停歇，吾进去通报父母出来迎接。玄母坐在城门石上歇力，玄关进内见过二老说道：吾先母在外。二老听说，急速出来迎接，请到厅上，行礼，分宾坐下。二老欢天喜地，玄关拜谢降育之恩，即唤妻儿拜见婆婆。玄母见了心欢意喜，各自分宾坐下，献上香茗，玄关开言道：

老母亲在家中身体康宁，儿逆子离母亲不得亲近。
暂到了今日下才有相逢，儿今日也放心一同娘亲。
二老人排酒宴款待夫人，乌兔肉龙虎髓长生果品。
山羊脯鹿牛肉龟胆凤肝，琼浆酒不老丹排得端正。
请夫人上首坐二老分宾，玄关子在下位伴陪娘亲。
你一杯吾一盏吃得开心，谈说话旧情事半夜将深。
散了席用香茗各房安身，到天明二老起备饭早饮。
二老人同玄关陪伴夫人，残酒肉待宾客难以为情。

玄关曰：今日仗三老都在，吾想此地繁华，日后恐防失足，吾欲迁移到同母初降之地，东胜辰洲安养国神州府朱砂县花果山水帘洞静养也。就同父母妻儿择日迁移花果山水帘洞。安排已定，玄关曰：昔孙行者在此修成正果，吾在此静养，阳神必出矣。

玄关同妻子到海外蓬岛，盗采灵芝草、八宝神丹，一同父母妻儿共食，如此三年，俱得仙矣。又静养九载，神通变化无穷矣。玄关曰：此地不能久住安身，吾欲上天岂不是好？妻子曰：吾也要同夫君上天去也。玄关曰：你是阴神，如何上得天去？妻曰：吾如今亦是阳神矣。乃玄关不信，凝神仔细一观，果是阳神矣：吾妻如何变化男体，以吾同形，容貌不异，可以上天也！就同父母妻儿冲举飞升云端，拱手辞别众人，渐渐没形。有一千余人瞻仰朝拜，望得目断，赞叹不已，俱可称奇，稀见罕闻也。

玄关诏封说十八

离尘曰：玄关夫妻代天行化，出力战斗，煅成金丹，推车拖轮，圣胎圆成，万苦千辛，阳神现出，采药奉母，忠孝两全，复度合家飞升，功莫大也，玉帝敕诏封赠矣。

> 穷子玄关苦功满，玉皇敕诏上天庭。
> 来到灵霄宝殿跪，朝见玉皇受封赠。
> 封父慈善大真人，封母玄通老元君。
> 敕封玄母无极祖，掌握九二残灵种。
> 敕封玄关灵状元，封赠妻子受诰命。
> 封子金童女玉女，敕封才罢谢皇恩。
> 奉旨游街三日正，三十三天任君行。
> 仙宫内院俱游到，诸佛菩萨会仙卿。
> 仙兄仙妹相见礼，天宫玩耍乐无穷。
> 游罢天宫下灵霄，名山洞府去安身。

吾劝世人贤良，修行要学玄关榜样，岂不荣耀父母妻儿都受封赠，方算大孝子女也！

破玄关歌说十九

离尘曰：修仙学道者，必要自身中阴阳交媾，结成圣胎而产仙矣。不知玄关以龙女交媾，乃是外道修行，至终不能成其仙佛圣真矣。歌曰：

桃源洞是兮关元之内，　莲池瑶池兮上下丹田。
灵山塔是兮黄庭神室，　菩提即是兮丹炉真炁。
牛羊鹿是兮三关譬喻，　长生仙果兮金丹异喻。
访求明师兮指点分明，　原来就在兮自己身里。
万两黄金兮无处遍买，　说破原来兮笑杀孩儿。
秦时始皇兮听信方士，　海岛灵草兮食之仙矣。
童男童女兮三千筏往，　徐甲带领兮飘海采芝。
哪晓灵芝兮草产自身，　始皇望得兮目断回程。
武帝信佛兮天下第一，　五岳名山兮勤祷仙真。
空劳一世兮真实可怜，　五戒难清兮贪恋红尘。
五个仙臣兮常住驾前，　王母亲临兮宫中相劝。
献七蟠桃兮与他庆寿，　谈谈说说兮五更将临。
王母劝他兮五戒要清，　笙箫管乐兮庆寿欢心。
状元夫人兮也来相劝，　谈玄说妙兮讲破修行。
武帝应然兮祷拜谢恩，　王母夫人兮告别回程。
拱手五色兮祥云端坐，　分别武帝兮教道回宫。
喧天鼓乐兮驾云而去，　渐渐没形兮不见仙君。
武帝望得兮两目昏昏，　嗟叹不已兮好像落魂。
仍然富贵兮难割难舍，　恩爱牵连兮不能修行。
妄想一世兮空劳心思，　殁后仍然兮去见阎君。

离尘曰：离中老阴曰坤母、姹女；坎中老阳曰灵父、婴儿。老阴与老阳交媾，产出元精曰玄关也。老阴老阳一交，老阴转变少阴曰龙女、嫦娥；老阳转变少阳曰玄关矣。少阴与少阳交媾，结成金丹。百日之功，阴交阳而成孕，采取金丹服食于中田；十月用功，阳交阴结成圣胎，胎圆出神，即是仙矣。前争斗者，即交媾也。

　　诗曰：

　　　　　道法三千六百门，人人各执一根苗。
　　　　　惟有些子玄关窍，不在三千六百门。

玄关经妙诀醒迷卷下

真经歌说第一

离尘曰：世上之人得着真经，乃是后天有形之精，冒认为真精，至终不成也。必要虚极静笃，静极而动，动者即是真精。再配元神煅炼，长生久视，真精透露，采取烹炼，结成金丹，长养圣胎，胎圆出神，而为仙矣。

歌曰：

说真经，话真经，真经原是精炁神。

勤勤煅炼用苦功，修成灵山活世尊。

煅真经，炼真经，现出丈六紫金身。

法轮常转度真精，修到瑶池宝殿中。

观真精，看真精，昼夜打坐用苦功。

法轮常转度众生，哪怕神仙不成功。

保真精，养真精，身体康宁不生病。

七返九还精补脑，性体圆明放光明。

离中神，坎内精，黄婆中间做媒人。

婴姹匹配成婚姻，洞房花烛产仙人。

南山龙，北海虎，蛇龟东西二边分。

龙虎争斗海底洪，返老还童复少容。

水火济，金木并，二土擎来在当中。

炼成刀圭牟尼珠，心花开放乐无穷。

乾刚男，坤柔女，配合相包阴阳理。

芦芽穿膝采真炁，鹊巢灌顶到须弥。

东三青，西四白，南二北一黄中居。

金木水火土中共，五行攒簇圣胎成。

铅投汞，汞投铅，铅汞相合结胎孕。

初三微嫩不可用，初八当时上昆仑。

阴交阳，乾交坤，夫妻双修出苦轮。

二十三日下天宫，阴阳凝结胎始成。

日月会，合同宫，金乌玉兔往来行。

夺得造化鼎内烹，阴阳调和用水银。

偃月炉，泥丸顶，自有天然真火功。

呼吸玄炁到昆仑，法轮常转施神功。

安炉鼎，煅炼精，炼魂制魄聚散成。

乌兔擎来炉中烹，地涌金莲雪花纷。

虚离心，实坤腹，虚极静笃阳来复。

炼得真炁渐满足，蹈芦过江到黄河。

虚无炁，产真种，阴阳合成三体共。

火泼昆仑阴阳并，二物和合自然成。

坎离交，戊己并，四相和合丹始凝。

不会个中颠倒理，莫向人前谈真经。

西山虎，正猖狂，东海青龙不可当。

二物擎来斗死了，化成一块紫金霜。

龟蛇盘，乌兔并，炼成舍利出蓬瀛。

离入坎位金丹凝，坎入离宫圣丹成。

初九龙，潜勿用，九三铅龙上天庭。

上九亢龙亦有悔，九五利见圣大人。

真修行，得真经，方可修成仙佛圣。

真经不得道难成，旁门外道无真经。

千譬万喻言之不尽，龟蛇龙虎种种假名，乃是仙家炼丹之妙喻。借假修真，若无假名无处下手，修炼譬喻不能缺少也。世人修行，不得真经，总属旁门，不能成仙也，空劳一世也是枉然矣。

精进赋说第二

离尘曰：真实修行者发出聪敏奇才，坚心异志，将身中黑烟弃尽，独露明月当空，穿透世事虚假，阐明道之正旁，看破名利虚浮，阐透丹经之玄妙，广闻博学玄理，做个修道榜样，教化愚昧，勤参苦悟，始终如一，犹是初发心一般诚意，修到百岁亦然，不可畏难退心，神仙哪怕不成矣！

吾劝贤良心坚，始终犹如初心。勇猛决烈向前行，不可退转初心。
修到发白是初，决烈精进用功。孩童修到百岁样，哪有神仙不成？
各样丹经参明，心内自有把柄。不怕旁门外道术，心明自向前行。
红尘世事看破，心朗洁白无尘。贪嗔痴妄用火焚，勤勤打坐功成。
荣华富贵劳神，酒色财气伤身。及早丢开向前行，不可阻住凡尘。
名利恩爱害性，夫妻儿女孽根。急急忙忙向前行，不可退转后跟。
谨持五戒三皈，洪誓大愿宝珍。韦驮天将做证盟，不可儿戏犯刑。
大道至尊至贵，昔日武帝难闻。你今三世有来因，不可错过难寻。
先天大道显明，玄妙法则说尽。痴迷罗网剖明清，如今再说修行。
今世不能成道，万世不能成真。勇猛决烈不断烧，哪怕神仙不成？
西方路途甚远，十万八千有零。行到中途不肯走，前功枉费劳心。
譬如要到北京，路途三千有零。行到中途不肯走，枉费前功劳神。
真修定要精进，方可修成仙真。若如懒惰勿肯行，仙佛圣真无份。
譬如钻燧求火，未出数息难寻。火势随灭不能生，枉费前功劳心。
打坐思想念起，枉费劳心无成。坐功虽勤药不生，虽生药浊无用。
万缘一笔扫清，一念觉定不昏。勤勤观察如来性，寂灭大定胎成。
神仙虽然未就，无病长生现成。昼夜用功不退心，管教成功不成。
狐狸修来成仙，龟蛇也要成龙。畜生也要修成仙，人修哪有不成？
凡修必要真心，世事红尘扫清。腹内尘垢洗干净，现出牟尼宝珍。
世上万般有坏，惟有灵光常存。幸遇今世有人身，借假修出苦轮。
荦人勤行善事，也要成神香闻。斋戒诚心用苦功，哪怕神明无份？
旁门虔诚用功，也成祖师留名。正门禅功勤勤进，哪怕神仙不成？

外道勤修打坐，也成鬼仙神通。内道精进不退心，哪怕天仙无份？

勇猛向前不退，一心观看炉中。一念不起勿染尘，火烧锅底药生。

昼夜打坐用功，诸魔不敢来侵。妖精鬼怪俱避形，诸神拥护真人。

昔日仙佛修道，个个苦功修成。逍遥极乐在天宫，凡间哪人不敬？

众贤发心修真，要学前圣功行。千魔万难不退心，修到瑶池宫中。

九玄七祖超升，自己也有荣封。上天赏罚最公平，不亏贤良苦功。

五分真香常烧，炉热水暖气腾。眼耳鼻舌心意共，心肝脾肺肾同。

五分真香何名？金木水火土成。勤勤攒簇五行共，元精透露香云。

戒香定香慧香，知见解脱二香。三四二一五归中，金丹渐渐凝成。

蟠桃香味现鼻，海底莲花鲜红。三昧真火常常进，哪怕神仙不成？

离尘曰：世无一物可开怀，乐在其中炼金丹。神仙虽然未成就，无疾长生现成仙。若要人不死，先当活死人。未死先死，至终不死。躯壳虽坏，吾性常存也。凡人修仙不可儿戏，必要勇猛决烈精进，道可成矣。

筑基炼药论第三

离尘曰：修炼金丹之要道，必先戒除淫念。淫念不除净尽，如何炼得精、炼得炁？精炁伤于淫念，故易败，终不能成丹矣。必先渐去，将淫念炼尽，对境必不起烟火，方可修炼金丹。

未炼之先，元神逐以外境，淫念顿起，元炁散，元精败，基愈坏矣。基若不炼熟，对境必起烟火。淫念不断，基虽成，犹有复坏哉。有之以火炼药，其理更精微，其法最秘密，必要冲和熏蒸烹炼之火，不可执着以火，执着有相也。火若间断而工不常，虽药成而有退散复坏矣。

古云：火药一处居。倘有时神逐见闻，淫念驰于外而着魔境，则神离火，火离药，工不常矣，药如何得成？虽成犹有退散之危险矣。基若炼成，淫根如龟之缩，金丹成矣。倘未炼龟缩，冒认丹成，或者节欲不漏，或者生身以来父母先天微弱不漏，淫根龟缩不举，或者年迈精枯不漏，此皆误认金丹成矣。

孝师文说第四

离尘曰：真实修行，必要孝敬师父。若不孝顺师父，上天不准以你成道矣。昔宋主问道于子思，子思曰：至尊至贵，非可闻也。汉武帝问道于老子，老子曰：天道至尊至贵，非可遥闻也。子贡曰：夫子之文章可得而闻，夫子之言性与天道不可得而闻也。道之难闻如此，乃至贵者道也。

倘得了道，看得轻易，不孝敬师父，汝想成乎，万不能够矣。句句之中，克己逊悌为主，故曰：苟不至德，至道难凝也。至德者是圣人，至道者亦圣人，其不孝师长，不敬父母，不知恭敬乎？欲道之有成，务须培德矣。吾且说几句浅言你们听听，务必心空诚意，静听谨记心头而有益矣。嗟乎！苦口劝之矣。

师访道吃下了多少苦楚，将家产来变换银钱使用。
访明师求大道遍行天下，偶遇着真至人低心求教。
护师父几十年方可求道，又要钱访外护数年难到。
觅伴侣下手修昼夜功勤，用苦功炼金丹方可修好。
又要想立功德出外度道，登着山又涉水万苦千辛。
又费钱又吃苦腿酸腰软，胫骨疼遍身疮苦楚难熬。
到生地无饭吃肚饥难饱，口中渴无茶汤叫苦无济。
到晚来无处歇心中凄惶，告善人求一宿赛如烧香。
肩压开足流血眼泪汪汪，过村庄翻山岭诽谤难当。
钱用完力用尽苦楚回程，再调停钱和银再访良因。
师访徒费尽心奔波不停，不惜钱不惜力血心费尽。
精神败玄炁散性命难存，受了风又受寒疾病忧生。
如此苦两眼泪去告谁人，偶度徒你忤逆天理不容。
你若修想成道天不感应，回家去见师父不收逆根。
你枉然得大道原是虚空，苦一世无功劳诸佛将恨。
你愤高不低声骄矜非寻，你人我生嫉妒忤逆师尊。
到后来自己苦无处归窠，老母恼师父恨不收逆徒。

西方乐无得享仍堕幽苦，祖难超自难度懊悔当初。

劝贤良修天道敬师为要，敬师父犹敬天敬神样报。

敬师父犹父母亲近扶好，敬师父犹朝山虔诚心到。

师父训你敬听不敢矜骄，师父责你要受愤高莫行。

师父考你要当不可嫉妒，师父叫你速应诺然领教。

师父训你要听细细记牢，万样苦都吃到魔考好了。

苦功满天感应大道成好，到后来回天宫师来度朝。

九品莲荣耀座孝师还报，超九玄拔七祖父母高超。

在天宫极乐园岂不荣耀，到此时才晓得亲师要孝。

劝贤良修大道师父要孝，早回头孝师父仙好成到。

师爱徒犹珍宝美玉奇巧，师爱徒如明珠西洋活宝。

师爱徒犹爱子个个都好，你自己不学好勿肯受教。

千百样脾气病不肯改好，师父训火直焰弄舌哓哓。

凡间辜由你造殁后难饶，逆师父犯天条诸佛都恼。

打天牢罪限满解到阴曹，阎王见怒气冲用刑不了。

十八层地狱中都要解到，罪限满发放到四生还报。

或尖刀或油锅叫苦不了，或出角或披毛臭恶难熬。

畜类满转穷人衣食难保，或聋盲或哑疲五行不到。

如此苦受无穷胆战心跳，还不知及早改孝师勤报。

逆师父定不能超升天上，九天上并无有不孝仙郎。

自古来成仙佛忠孝节义，苦中修难中成孝师为要。

孝师父诸佛喜天降福报，孝师父诸神佑魔考好了。

孝师父众友欢恭敬还报，孝师父师父爱口诀全教。

师无衣要弟子四季做到，师无食要弟子求乞化讨。

师父老要弟子时刻照料，师父殁要弟子择地葬好。

第一苦未来师访徒助道，过去师现在师徒自求孝。

师度徒犹生子结续养老，回龙华孝师父才有还报。

盖真实修行者，定要孝师、敬长、亲仁。故曰：百善孝为先。若不孝师，虽修难成真耶？然九天之上，岂有不忠不孝之神仙乎？今世之修行人，论语不达，人伦难尽，不知循环，少有文理，欲修仙佛。嗟乎！如砂做饭，岂不远哉？吾劝贤良及早孝敬亲师，入孝出悌，方得道之本也。

诗曰：

> 洪荒起辟圣贤生，万物始萌造化人。
> 尽在原来元炁结，才呼天地有人伦。

访师篇说第五

离尘曰：真实修仙学道之人想要逃出罗网，超出三界之外，不在五行之中，以免生死轮回之苦，成仙成圣之真人，永享天福，必要遍访至人，求取真诀，立起盖世无双之志，抛弃万缘，栽培功德，财侣双备，觅一静处，独居静室之中，下功修炼，苦志而成真也。

若投盲师，劳苦一世，枉费资财，至终不能成道矣。故云：要知山下路，须问山下人。本方之人晓得山下路径，远来过往之人他哪里晓得山下路径？汝若访道投师，要他自己晓得真诀，晓得届节功夫、玄妙法则，得过外药、小药，辨过药苗老嫩，采过动静玄关效验，见过五色毫光，开过五色金花，逢过内神通景象，一切玄关法则他自己腹内是有。汝若三世有幸偶然遇着，汝若恳求他，他肯传你道，汝好做得出玄关效验来，修得成仙佛。汝若投拜盲师，他自己腹内不知真诀、一切玄妙效验，又不知届节功法，以盲传盲，他若传你道，你哪里做得出效验来？岂不是误投盲师，以盲传盲，误了生死大事，劳苦一世，也是枉然矣！

古云：修仙必有仙传，方可修得成仙。仙有三等：过去、现在、未来之仙佛。过去仙佛者，天降传道；现在仙佛者，他道修行已成，在世接引后学；未来仙佛者，他得受明师真诀，访贤助道。此三等明师，汝若有缘偶然遇着，拜他为师，他若肯收为徒，汝要低心护持，不惜财力，殷勤伏侍。他若心喜传你真诀，汝受持口诀，万缘舍脱，下功修炼，立竿见影就有效验而道成也。

人若访师，天下寻觅，必要苦志坚心，登山涉水，饥寒不免，忍辱为要。若遇异人，低心求教，不然明师难遇矣！叹曰：

大道至尊又至贵，愚夫何必妄贪求？

道传有德贤良子，无德之人不相契。

始皇武帝求仙道，仙臣侍驾伴送晓。

梁武修行最精奇，达摩度他不相契。

绵志痴人为贪仙，倒要笑杀小儿的。

愚夫愚妇想成道，天下神仙如水流。

心德不仁又无功，善事不行起贪心。

富贵荣华紧缠身，名利恩爱不放松。

妻子儿女当珍宝，圣凡都要想成功。

执着愤高自称能，不肯低心求高人。

吾劝修行要真心，访师诚心要坚心。

求师指示仙佛印，修成金仙出苦轮。

诗曰：

一意归中起学始，心坚务要访明师。

上药三品炼化诀，孝友谨求避三心。

又曰：

恩赐仙诀在人间，莫把明师看得偏。

原来种子多多少，一炁常存呼吸间。

访徒助道说第六

离尘曰：贫寒之士，得诀务必访徒助资，大道修成。有真修贤士，务必先立功德，后可得诀。修身倘遇未来师访徒，汝必发出冲天智慧、盖世之才，不惜财力护师成道。尔亦求师口诀修炼，道可成矣。

余略说几位助师成道你听：昔达摩祖魏主助他成道；吕纯阳挑担奔走

护师；汉钟离十年耕田垦地，后得诀修成；韩愈叔父护师，侄儿挑柴三年，后得诀修成；石杏林助师张紫阳成道，后得诀修成；蔡桧护师薛紫贤成道，后得诀修成；刘海蟾护师吕纯阳，五年挑担伏劳，后得诀成道；葛仙翁访徒助道修成；抱朴子访徒助道修成；丘长春护师，耕田恳求大道，不料受王重阳千磨百难，后得诀修成；慧能六祖猎户助道修成；曹还阳助师李虚庵黄金三十六两成道，后来尽皆修成；伍守阳护师曹还阳十九年，变卖家产助师成道，后得诀修成；沈万山卖女助师成道，后合家得诀修成也。

离尘曰：再讲访徒难、访师易。徒遇师，遇师正旁难明；访徒，真意真心难得。庄子曰：畜生好度人难度，愿度畜生莫度人。然则修行务必疏财取义，培德立功，孝亲敬长，爱老怜贫，一切至善之事必要一年左右，二年方可入道，师访徒故难也。访师易者，即修行之师就可好拜，故易。然明盲难言，不易辨也，嗟乎！不易得也！何哉？昔魏伯阳云：吾欲人间留一线，访遍天下无一人。吕祖云：苦劝人修不肯修，欲将恩德反为仇。吾今拱手朝天去，不管人间得自由。李子云：余访道侣数十年，并无一人同吾修。

诗曰：

> 诚意修行必要坚，徒爱师道师必怜。
> 三皈五戒勤修省，孝师助道乐先天。

又曰：

> 余论纲常才欠通，虽言未学必先蒙。
> 天地君亲师最大，五气内外一炁功。

觅善地隐修论第七

离尘曰：富贵之家闻道得诀，财盛，侣也易果。有上志贤士，深房静室，亦可藏身密修；中志者，离家弃繁市廛，租房安身，更好藏身，买办亦便。马自然云：人人说道修行要出家，吾今在家倒也佳。贫寒之家得诀千难万难，无财，侣亦难觅。左思右想无法，必要出外觅访外护，方可修身。若丹本不足，市廛租房力微难行，枯庙安身，闲人吵闹，想逃生死，日夜焦燥不宁矣。丹本若足，市廛亦好，名山福地亦好藏身。昔日古仙成道之处，有正神看守，邪魔不敢侵害。务必检密行之，粗布衣帽，青菜淡饭，变作贫寒之士，密修至道。若然好胜，衣帽物件华美，仓库丰足，难免盗贼匪类、异灾之苦，后无及矣！初闻道者，切不可入山修行，倘飞灾横祸以来，无法可解，可不畏哉！又有恶类，觅寻未成道枯坐善贤，啖食之。直待乳哺，入山调神出院，远离鸡犬之声，面壁更入深山穷谷静养耳。

又曰：小小山中，不可作金液神丹。无正神看守，俱血肉鬼神、千年老物作殃，或妖狐化作美女淫事。又护法哪肯耕种？旁人诽谤异端，盗贼侵害，失财伤身，悔之无及也！古人为逃生死，俱波波吒吒寻觅善地藏身修炼，想了生死，夜梦悲泣惊醒，为生死心惊胆战，眉也难开，昼夜不安也。

诗曰：

性高至贵善隐修，莫向旁门危地游。
为此修行须觅地，细心诚意祸无侵。

又曰：

师徒本愿一条心，两相毋违助果因。
避却诸灾参妙理，管教平步上蓬瀛。

真修慎戒悟道说第八

离尘曰：昔伏羲妹女娲挑柴修炼。神农女女娃，年幼女子入海寻师。轩辕帝遍行天下访师。舜帝访贤，遇着许由，将王位传他，许由不答，往涧边洗耳，遇巢父问曰："洗耳何为？"答曰："撞着舜帝，传吾王位，污吾耳朵，故而洗也。"巢父牵牛就走。问曰："如何？"即回答曰："我欲牵牛饮水，被你洗耳，岂不污吾牛口？故而去也。"又将王位传以彭祖，彭祖不允，往九龙岗结茅而居。商周时伯夷、叔齐，武王诏封王位不应，避于首阳之下饿死。玄帝修仙亦弃皇位。青莲女即观音，年少女子独居普陀潮音洞修身。周初时李老君寒关飞升。周中时悉达太子三宫六妃，在宫修行十载，身体不破也。周末时孔子陈蔡绝粮不恨修身。子思困宋不改修行。汉时钟离权提督上将，弃职修成天仙。唐时吕纯阳为九江县令，弃官修炼。韩湘子娶卢氏三年，同床安宿，叛戒不破修真矣。罗洪远弃状元修身。庞居士推金入海修行。刘素贞烧弃嫁装修行。白玉蟾十四岁出门访师。刘海蟾弃宰相修真。明时沈万山家财舍尽修行。宋朝石杏林勇兵百万抛弃修真。陈天德退婚修行。历朝成仙作圣，笔不能尽述也。

门人问答决疑说第九

得真问曰：得着真诀者要修几年可成？请先生指示。

李子答曰：得诀成道迟早不一也。年少易成；工夫不错易成；功勤易成；年迈之人难成。必要还精补脑，精炁神足方可成丹。败精十年，用一年工补之。必要发出勇猛决烈之志，道可成矣。不然成道难也。

成道者有三：大成、中成、小成也。修道亦有三：小乘、中乘、大乘也。金丹成就为小乘，人仙之果；圣胎圆满为中乘，神仙之果；阳神出现为大乘，天仙之果；又有最上乘，阳神老足，大觉金仙矣。

自古以来，成道者甚多，难以说尽。吾今略说几位，大众听也：昔者王重阳在活死墓上结茅修炼，三年道成。慧能六祖在猎户人家修炼，十五年成道。达摩在少林修炼，九年道成。张紫阳在山中修炼，三年成道。白玉蟾在市廛修炼，三年成道。薛紫贤在海滨修炼，三年成道。邵尧夫在山修炼，三年成道。张三丰在沈万山家中修炼，三年成道。丘长春在龙山修炼，二十年成道。张珍奴在湖滨荒僻之处修炼，三年成道。李虚庵在市廛修炼，五年道成。苦中修、难中成，总要访遇明师，传授真诀，方可修得成道。若投盲师，至终不成矣。

明智问曰：修回天朝后，可下凡否？请先生开示。

李子答曰：神仙朝朝不离，五老亦要临凡也。或大劫临头，上天公议某仙下凡，保驾除恶，救善扫邪复正；某圣下凡辅助朝廷；某圣下凡救度万民。天上神仙临凡，自有原位，凡事以毕，或师父师兄弟指引修炼，度归原位，多一化身果位。凡事毕后之归位，不如未毕先去诸缘更加功大。若未曾修回，为初世修行，必要得道，苦志修成，方可回天享福，不然难回天京矣。三十三天天主福尽也要降下凡尘也。有在天几万年天福享尽，亦有在天几千年天福享尽也；有在天几百年天福享尽，亦有在天几十年享尽，多少不齐也。在凡功高德厚，天福享得多；在凡功微德薄，天福享得少也。天福享尽，下凡得道，修回上天享福。

仙真佛圣上上下下川流不息，亦有下凡护国佑民也，有下凡遨游人间也，有下凡忠孝节义立一榜样也，有下凡儒释道三教兴隆后嗣也，有下凡教化天下愚迷也，有下凡开示道根也，有天福享尽下凡也，有扰乱仙宫下凡也，有自愿临度众者乃广大慈悲为最。下凡仙佛种种不一，难以说尽。然仙佛圣真朝朝有得临凡，朝朝有得凡夫修回上天享福。凡夫肉眼不知仙家妙理，仙佛在世隐显莫测，有眼不识泰山。若无仙真临凡，朝廷谁人辅佐？江山何人保定？忠孝节义何人所为？何人教人？岂不要仙佛圣尊下凡可行？不然天下不宁，五伦乱矣，万民受苦无休。故有仙真，天数安排，每逢大劫临头，聚集仙真公议，临凡保国安民也。

明性问曰：年迈之人修行可成道否？请先生开示。

李子答曰：果有真师口诀，哪有不成？年少修行，易成金丹。年迈闻道，必要还精补脑，难矣。然必要奋勇精进，久炼则丹可成矣。昔者黄帝一百三十一岁闻道；纯阳祖师与刘海蟾皆有六十有余成道；白玉蟾祖师五十九岁……他年修行不过坚心而已。勤修勤炼，克己和众，不讲老少，久久不退，总得成道矣。

明中问曰：成仙可死否？请先生指示。

李子答曰：得着玄关，修成金丹，脱胎化神而不死也。若然仙隐，避世凡躯虽坏，一灵元神活活泼泼，遨游人间，名山洞府安身，永固常存矣。昔周时迦叶修成金丹，住世七百余载，遇世尊度他，服食过关。梁时宝掌和尚修成金丹，住世一千七百十二年，遇达摩度他，服食过关矣。

真音问曰：如何三皈五戒？请先生指明。

李子答曰：三皈者，佛、法、僧也，非凡世有相的佛、法、僧。皈依佛者，自身中玄关真种，活活泼泼，有动有静，常放五色毫光，是为真佛矣。皈依法者，自身中法轮常转，因空妙法。皈依僧者，自身中玄关放毫光，圆陀陀，赤烁烁，虚空中放出一团光明，自性为僧也。

五戒者，一不杀生，二不偷盗，三不淫邪，四不酒肉，五不妄言妄语。戒一切淫念、淫心、淫眼、淫腔、淫色。形藏以心，必须除尽。戒杀者，须知畜生是何变，人心何狼。嗟乎！他也有眼耳鼻舌，皮骨五脏俱全，他也知饮食。难道他性命犹然不要，又不知痛苦的咳？不可不戒，不可粗心。妄言是非，唆人动气，巧言令色，白口咒诅，贪财利己，种种罪莫大也！

修元问曰：旁门外道可成道否？请先生指示。

李子答曰：旁门外道不能成真，后世洪福而已。旁门修行着相，外道修炼执空。眼观鼻，鼻观心，万事不挂心，劳苦一世亦是空矣。庵观寺院的经佛乃是汉明帝与梁武帝起始，梁朝至今二千余年。古时无庵观寺院、经佛形相，仙佛圣祖如何修成？愚夫修行，执着有相用功；圣人修行，自身中原有古佛道场、无字真经。念经念佛，自身之中法轮常转默念也。非凡间有相之经佛也。烧香者自身之中原有五分真香，二六时中不断勤烧，非世间草木本是。有的蕴存于身内，即五行之神化，亦非木本矣。叹曰：

朝山进香起诚意，游玩胜境了愿心。

烧香拜佛成得真，古时无庙拜何神？

念经念佛脱轮回，当初无字念何文？

拜经拜佛逃生死，昔无经佛拜何形？

跪穿膝盖磕破头，殁后仍旧见阎君。

念破喉咙天难上，以道无干空劳神。

佛在灵山莫远求，灵山则在自心头。

人人有个灵山塔，好向灵山塔下修。

破迷词说第十

离尘曰：世上最重者，财色二字，不知害死多少英雄豪杰。财者，善用积德养身，不善用败德伤身也。声色货利实是杀人之刀。古云：以吾货劳吾形，以吾财伤吾命，以吾名杀吾身，故不可妄贪也。

贫寒之家，务必勤俭为妙，不可贪懒，妄费银钱，到年底讨账临门，忧愁烦恼，年亦难过，如此急杀。何不平常勤俭使用，省些为妙，免到岁底忧愁也。

富贵之家，先世修来，今世受用，今世亦要修德积福，留以子孙，自己来世原可享福矣。仗此富贵有财，更好积福延寿，造桥修庙，救济贫苦，扶危救急，不可错过也。无益之事不可妄费，败德伤身之事不可妄为。倏忽逝世，森罗殿上受苦，悔之不及矣。

又有受戒修身之士，更要明心，不可妄想好吃好穿，不可妄费佛家银钱。修行本想好处，不可反积罪孽以身。众贤助道功资，他想好处，被你妄费，他日后回西问你讨功，你将何功还他？措手无言也。他必禀奏佛祖，必将你功偿还以他，你自己功德无成。无功莲台难坐，打下天堂，地府阎君闻恼，知法犯法，罪加三等，解到狱中，受苦罪满，转投四生，还报受苦无穷矣。

吾劝众位贤良，何不及早自省，栽培外功，内禅勤参，后学掌权，自己退位，隐修暗调，贤良功成，回西莲，登上品，极乐逍遥矣。

色者，淫欲也。色中有毒，如刮骨钢刀，千人千败，万人万败，损精伤寿，未老先衰。古云：防色如同防虎，不要亲近为妙。你若近他，他就要害你性命。人同女宿，犹如抱蝎而眠，岂不伤乎？凡夫妇种子，必须节欲为妙。孔子云：无子难免夫妻之理，有子须保父母之体。古圣人交媾有时，不敢乱交也。贫寒之家夫妇节欲，疾病亦少，力气亦大，做事出力不倦，寿亦长年。夫妻和谐到老，岂不乐哉？若然贪色好淫，风寒入骨，疾病易生，不免早岁夭寿，抛妻别子，岂不悲哉！然富贵之家，更要节欲，休逞财多，贪恋酒色。花街柳巷，一切淫欲迷心，岂不败精伤人，神炁大亏，如何得长寿？

故性命之学，不论贫富，务须保养精神，方可修得出轮回。不然修到发白，留一虚名，仍去阎罗受罪。所以为人不论贫富，不可好色。若好酒色，精神耗散尽，散尽则死，再不想人身难得。盖心正之人必知修身之理。既知修身，何不早早加工精进，可齐贤欤？况父母劬劳养育之恩，须当慎终追远，或者持斋念佛，参禅打坐，煅炼金丹，修成正果，神仙左右，超九玄，拔七祖，岂不快哉！不然地狱难逃，瞒天瞒地瞒人，神鬼侧怒难饶。会做善事，怕做实为堕落要紧。岂知值日司命会合奏本天庭，上天恼怒，降罪魔考，飞灾殃临，性命险危，神仙无份，地狱受刑，痴贪一时之女乐，失去万劫天福，岂不悲哉！何不及早戒除一切淫污、淫色、淫心、淫念俱要戒尽，方可修成金丹，结成圣胎，神仙可有望矣。

韩湘子云：

> 顾精神，养精神，
> 顾养精神保自身。
> 精神本是长生药，
> 不以韩门传子孙。

吕祖云：

　　　　二八佳人体似酥，
　　　　腰间仗剑斩愚夫。
　　　　虽然不见人头落，
　　　　暗里叫君骨髓枯。

离尘曰：

　　　　识破佳人要害精，胆战心惊不敢亲。
　　　　用心戒淫保色身，精旺炁足是仙人。
　　　　二八佳人非是佳，真似猛虎莫近他。
　　　　甜言蜜语将计诱，渐渐蛀死到阎家。
　　　　世上最害妇女家，巧装娇语诱男客。
　　　　不与亲近为妙法，痴贪失足命难佳。
　　　　年少贪花元阳伤，早到幽冥见阎王。
　　　　中年贪淫无花甲，渐渐割死到阎家。
　　　　年迈贪色体不固，速死之期到酆都。
　　　　阎王出帖小鬼到，满堂儿孙哭啕啕。
　　　　哪如即刻就要跑，名利恩爱一旦抛。
　　　　风流同侣多多少，黄泉路上独自跑。
　　　　贪恋风流是愚人，尽可识破这凡笼。
　　　　不如及早把精养，神炁充足寿无穷。
　　　　古今多少英雄辈，武艺超群藏土中。
　　　　古今多少豪杰贵，文章盖世葬荒丘。
　　　　吾劝贤良财色戒，西方路上种菩提。
　　　　九玄七祖超升去，自己极乐住仙乡。

　　　贵若祯帝兮煤山自缢，贫若长春兮天仙状元。
　　　富若石崇兮未享几年，贫若葛翁兮修成神仙。
　　　贪若始皇兮父子二代，看破彭祖兮寿活千年。

千峰养生集萃

淫若炀帝兮江山失去，乐若纣王兮鹿台刎死。

强若存孝兮五牛分身，勇若霸王兮自刎乌江。

志若韩信兮亡在女手，才若苏秦兮众人刺死。

美若金阁兮落楼跌死，贱若珍奴兮修成女仙。

欢若贵妃兮桂树缢死，苦若刘香兮成了祖师。

百岁光阴全在刹那，死到阴司地狱受苦。苦满一灵真性随风，漂流天下万国九洲。有缘之处投胎他洲，外国不及中华之美。食无充饥衣无遮体，日嚼生物夜宿山洞。或人头兽身、兽头人身，异形不一。若还中华，千难万难。须弥山滚芥投针，一失人身万劫难复矣！

凶莫要凶今世，结仇来世对头人。恶不要恶生时，终久无福，殁后地狱难免。偷不要偷今世，贪懒快活用来世，转变四生还勿清。盗不要盗今世，快活性命险来世，转变畜生还时忧。贪不可贪今世，妄贪来世还勿完。淫不要淫今世，伤寿殃子孙，来世风流还勿清。修勿吃苦，仙佛无人做修。修厌道苦，棉花难成布。

佛祖云：

> 生时吃苦无几时，
> 殁后清福永无期。
> 善不可止今世积，
> 福留以子孙来世。
> 荣华富贵享福禄。

诗：

> 群迷剥尽露天性，
> 万缘舍去觅至人。
> 求授真诀修仙道，
> 苦功圆满上蓬瀛。

离尘子乐道歌十一

余自幼，不重俗，不思富贵名利欲。

看破凡世非景福，不配婚姻书勿读。

人人说，吾癫踱，吾为生死不同俗。

释道二门访正学，并无至人口诀嘱。

偶遇着，季异人，传吾如来微妙曲。

吾师说道要立功，教化愚昧结后续。

遵师命，寻善根，访觅天下无一人。

遇者俱是愚夫辈，大贤不出有何功。

举世人，不古心，毁谤善人不可闻。

不愿凡尘立功行，隐在山中修自性。

结茅舍，存色身，开个柴户对水清。

桃枝呼他贤侄儿，梅树称唤吾仁兄。

羽毛兽，为邻舍，清风明月作伴侣。

吃些淡饭精神爽，野菜充饥胜肉肥。

他富贵，吾无福，不骑骏马愿骑犊。

绫罗缎匹也无福，愿穿纳衣吾心足。

妻儿女，名利福，犹如蚤虱叮身足。

惟吾居士清静福，无忧无愁唱道曲。

吃一饱，唱一曲，胜如仙家天宫福。

早晚焚香保太平，干戈平息吾有福。

五谷丰，田稻熟，皇王洪福吾幸足。

国有忠良定太平，家无逆子爹娘福。

无贼道，清平福，天下太平吾幸足。

但愿人人寿命长，吾若贫时也有福。

隐山林，或市谷，独居静处享清福。

闲事非理吾不属，无烦无恼即是福。

养玄炁，保色壳，七返九还补脑足。

脸若桃花肌滑肉，神仙不远吾心足。

倘日后，天赐福，一灵真性上蓬岛。

灵霄宝殿呼仙卿，名山洞府逍遥乐。

后　跋

离尘曰：此书言虽浅率，理义幽深。果有贤士细玩，其味无穷矣。然此书玄关显相，指示炼丹始终，备陈后圣。观者心内倏忽明达修真口诀，访师指示下手，勤参苦悟，成仙易也。凡参丹经，务必诚心专意，拨草寻针，细细剖觅，劈核取仁，细辨其味，专心贯髓，细觅根蒂，方可明白其中滋味，晓丹经宝中之宝，成仙成圣之灵梯也。

后学观经，若糊揭乱翻，一目了然，如黑暗食小鱼，未知头尾；又如蚊虫叮木躯，不知痛痒。此是无心学道之意，以道无缘也。凡人念书读文章，亦要数十遍方可熟透，然参丹经乃是成仙作圣之大本，一遍两遍岂得明乎？修仙学道者，更专心为妙，亦要数十遍，真诀玄妙可通矣。余故乐得而为之跋。

　　　　　　　　　昔在道光己丑年元旦日
　　　　　　　　　吴兴弁山峰壁岩离尘子李昌仁谨跋

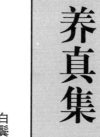

养真集

养真子　原著

白髯老人王士端　注

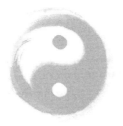

《养真集》原序

　　癸卯孟春余自自都中来，过吾友之邑，留止书舍。见四壁字帖累累，密布如鳞。就而视之，乃天地日月之道、鬼神人物之理、超生长生之术、出世入世之法，无不备载，无不精详。真醒世之语，修身之要也。请吾友尽书分类，而次集之。书成，分作上下二卷，直将三教真传，并自得心法，毫无所隐，出以示人。使见斯集者，若能潜玩，自然善心发现，洞彻精微。由是而迷者悟，邪者正，不误入于旁门；愚者明，柔者强，不废功于半途。吾友之集，其有裨世道人心者大矣哉！吾友道号养真，余老拙不能赞一词，直书为《养真集》，以弁其首云尔。

《养真集》序

通元理而不通禅，必受固执之病；通禅理而不通儒，多成狂慧之流。求其禅儒皆通，而又贯之以道，不但今鲜其人，即古之紫衣黄冠下，除紫阳莲池外，恒不多觏。丙午夏之日偶至友人赵公斋头，见几上有《养真集》二卷，因溯其书之渊源，乃得之海甸慧福寺，寺僧得之陈提台，提台得之其家西席。遂借归阅之，是隐士养真子所著，惜其不表姓名，盖赤松、黄石者流也。其书由儒悟禅，就虚灵而养舍利；由禅证道，借般若而炼金丹。谈空则皆拈花面壁之真传，论道则无铅虎汞龙之假借。孔颜乐处，信手拈来；濂洛薪传，随笔挥出。汇三教而同归，扫白马青牛之幻想；总百家为一辙，泄天心水面之精微。不作空中楼阁，步步阶梯；修成幻海桥梁，头头是道。衲子朝夕玩味，不须十卷《楞严》；羽客行住遵循，何用五千《道德》。蓦直行去，省多少云水三千；俛首入来，便可坐洞天十二。因其为希世之奇书，遂全忘我心之固陋。始续貂以裁狗，继付枣而登梨。以后寻真，不用白云观里；从兹访道，何须黄鹤楼头。采玉探珠，全望高明之慧眼；飞升羽化，庶酬作者之婆心。噫，偌大乾坤，应有知音之客；如斯世界，岂无见性之人？聊染翰而畅言，遂无心以成序。

乾隆丁未上元观灯日
白鬓老人王士端题于尘世蓬壶

道

今夫人要做天地间第一等美事，莫如读书。要做读书中第一等高人，莫如学道。朱子曰："读书将以求道，不然读做何用？至于举业乃分外事，可惜坏了多少人。"《道德经》云："立天子，置三公，虽有拱璧以先驷马，不如坐进此道。"

古者帝王皆以君道而兼师道者也。至于孔子，斯道不在于君而在于士。今非无士也，孰是见而知之者，孰是闻而知之者？夫道若大路然，岂难知哉？求则得之，人病不求耳。

天子得道能保其天下，诸侯得道能保其国，卿大夫得道能保其家，士庶人得道能保其身。才为人用而鲜终，德为修己而有名，道则无名而用之无穷。是故，君子惟道是学，功名富贵皆视如浮云，任其去来，而漠然无动于其中矣。

或问：君子惟道是学，有所取益而然欤？

曰：有。

愿闻焉。

曰：学道之人，是学其在我者也，心可广，身可润，病可愈，死可免。如此之益，益莫大焉。

又问：学道之人，果有是益与乐乎？而今世人，见有学道之人，共嗔为迂，何也？

曰：《道德经》有云："上士闻道，勤而行之；中士闻道，若存若亡；下士闻道，大笑之，不笑不足以为道。"

白鬓老人曰：读书中第一等高人，莫如学道。自古及今学道者纷纷，成道者寥寥，其故何也？首要根器高，次要读书多，三要遇人早。根器不高，不能有出世之想；读书不多，不能见理即明；遇人不早，多受旁门小术之误，终不能成大道。试看钟、吕、紫阳、玉蟾、丘祖诸仙，俱是颖悟超群，胸藏万卷，更兼早遇仙师，是以名标仙籍，身出尘凡。若三者缺一，断难成道。若谓余言有谬，君其问诸蓬莱。

理

　　夫道一而已矣。在天曰命，在人曰性，在物曰理。此理流行于天地之间，发著于日用之际。事事物物皆有当然之理，而不容已，即有所以然之理而不可易。惟循理君子，以理观物，是是非非、善善恶恶因而付之，是谓无我。无我则公，公则明，明则处事当，而尽物之性矣。若以我观物，则爱憎横生，不免任情，任情则私，私则昏，昏则颠倒错乱，只知有我不知有理也。有理斯有气，气著而理隐。有气斯有形，形著而气隐。理无不中也，气则偏矣，形又偏矣。中无不善也，偏有不善矣。苟求化偏之不善，而归于中之善也。须于几动之始，密密省察，是发于理之中者扩而充之，是生于形之偏者绝而去之。久而理自常存，欲自消亡。

　　天下之理不可不穷也，而亦不可胜穷也，有要焉，辨吾心之惑而已矣。辨则明，明则诚，诚则天下之理得，而成位乎其中矣。

　　圣人有言曰："爱之欲其生，恶之欲其死，是惑也。"一朝之忿忘其身以及其亲，非惑欤？因圣言而扩充之，身受贫贱而慕富贵者，亦惑也。人不来学而思往教之，亦惑也。邪教惑人，王法禁之尤不止，吾欲以空言拒之，亦惑也。圣贤之道必待其人而后行，望庸众之人为之，又非惑欤？事有必不可成，物有必不可得者，而营营在心，亦惑也。人有不可强就，功有不可速成者，而孜孜在念，非惑欤？素位不行，而生无益之外愿，非惑欤？圣言不畏，而思外道之邪事，非惑欤？明知一善是中而不致中，明知万法惟心而不了心，是惑也。明知生死事大而不体验无生，明知无常迅速而不了却无常，非惑欤？理是本有的，但加提撕而自有；欲是本无的，但能照破而自无。遏欲存理，原非二事。遏了一分欲，即存得一分理；遏了十分欲，即存得十分理。

　　益人莫大于理，而存理者少；损人莫大于欲，而纵欲者多。人之有欲，犹树之有虫，暗食于内，不久自毙。

夫人以欲为乐，不知欲犹火也，不戢将自焚。神明受其熬煎，酒色耗其精气，生病生疮昼夜叫苦。浮屠谓死后受罪，而不知生前已受之早矣。

白鬓老人曰：周子曰："明不至，则疑生。明，无疑也。"经年穷理之人，尚不能认理皆真，行理皆当，而况未尝学问之人乎？世之因明理而保身者固多，因争理而丧身者亦复不少，故禅家又以理为障。

天　地

　　大道无形，天地是个有形的道。天地不言，圣人是个能言的天地。圣人吾不得而见之矣，未尝不见经书。见经书而能明其理义，与见圣人何殊？天生我形，天赋我性，内外皆天，我何敢紊？我在天中，天在我心。见天地而效其清静，与其大道不二，少有私意，获罪匪轻。

　　形色天性也，率天性而行，自无人欲之累；日用常则也，顺常则而动，必无踰矩之愆。人之道无时不与天地相合，一动一静是也；人之气无时不与天地相通，一呼一吸是也。

　　尝见日入地中，心火下降之象也；月到天心，肾水上升之象也。仰观北辰居其所而众星拱之，名曰天枢。夫天固有枢，以为造化之本；人亦有枢，以为性命之源。

　　均是人也，有所谓大人者，与天地合其德。试察我之心并我之性，其合乎天地者有几？合则加勉，不合则速改，而至于大人，不为忧矣。

　　天生地成，吾人之大父母也；天动地静，吾人之大师教也。已往圣人，天地之肖子也；未来圣人，天地之慈孙也。能爱其亲者，大德必受命；能敬其师者，下学而上达。

　　白鬓老人曰：人不畏天，皆因把天看远了。此篇最吃紧处，莫过于"天在我心"一语。若真知天在我心，敢不畏乎？敢不敬乎？畏敬既久，可以明心，可以见性，可以成佛，可以作祖。所患者，随知随忘耳。

人　生

人生者，太极也。太极动而生阳为火，火者神也；静而生阴为水，水者精也。神火精水，妙合而凝，在两肾之间，为元炁之根。

夫吾人未生以前，气禀之清浊从天所赋，人不得而与焉。既生以后，人品之邪正由人自造，天不得而司之。

天地生人，上智固少，下愚亦少，惟中人最多。中人能自强，与上智不二；中人若自弃，与下愚何殊？

今夫人只知我是父母之所生也，不知我与父母、与天地皆道之所生也。是故君子必求得道，而后无愧于天地，无忝于天地。子贡曰："文武之道，未坠于地，在人。"非止在春秋之人，亦在今世之人；非止在今世之人，亦在后世之人。

一人生来有一身，一身皆有一真人。真人灵妙通天地，真人清静无埃尘。真人自古不增减，真人从来没死生。但能养得真人就，胜如贫子获万金。

孟子曰："人之所以异于禽兽者几希？庶民去之，君子存之。"存之者成圣成贤，去之者为禽为兽。是去之时即变为禽兽，不待死后与来生也。

今夫天有五行，金木水火土是也。不止谓之行，一时稍止不可谓之行矣。今夫人有五常，仁义礼智信是也。不变谓之常，一念稍变不可谓之常矣。是五行也，是五常也，具于人身之中，则为五脏，心肝脾肺肾是也。五脏也者，生人之大本也，伤此大本，则不能以有生。是故名医治之，必先调和五脏。发于日用之际，则为五伦，君臣、父子、夫妇、兄弟、朋友是也。五伦也者，天下之达道也，废此达道，则不可以为人，是故先王教人先明五伦之理。

而今世人有堕肢体、去人伦以求道者，彼固不知其非也。世人惊以为贵而尊奉之，此亦不知其非也。

白鬓老人曰：气禀之清浊从天，人品之邪正由己，此固说得好。一时稍止不可谓之行，一念稍变不可谓之常，说得尤好。

老

人皆曰："人上六十，一年老如一年；人上七十，一月老如一月；人上八十，一天老如一天。"予今八十有余，将如之何？自今以后，多活一日，是天假道之一日也，敢虚度乎？今纵得道，已是迟了，岂容再迟？

昔有三个老者言及无常，有一老者曰："今年酒席筵前会，不知来年又少谁。"又一老者曰："你说的远了。今晚脱下鞋和袜，不知明天穿不穿。"又一老者曰："你说的还远了。这一口气既然出去，不知进来不进来。"智者不失时，勇者不再计。今日知道，今日就该下手；此时得知，此时就是下手之时。若曰今且无暇，姑待异日，只恐你要做时，却又做不迭了。

人有三宝，曰精、曰气、曰神。老来之精惟恐竭，精竭则死；老来之气惟恐泄，气泄则死；老来之神惟恐离，神离则死。精何以不竭，必也远色乎？气何以不泄，必也寡言乎？神何以不离，必也无欲乎？神不可以强留，心息相依则神自留矣。气不可以轻泄，忘言守中则气不泄矣。精不可以漏失，还精补脑则精不漏矣。

或问：人老血气既衰，如何可补？

曰：慎言语可以补肺，节饮食可以补脾，绝思虑可以补心，去嗔怒可以补肝，断淫欲可以补肾。

请益。

曰：不患不补，惟患补而又损。

我故尝曰：百日补之不见其有余，一旦损之遂觉其不足。视彼草木，其叶蓁蓁。秋后落叶，生理归根，归根不死，来春复生。由是观之，生生不已，天之道也；归根不死，物之理也。知其理，不悖其道者，其惟真人乎？故真人之息以踵，踵犹根也。三冬归根之时，宜静养之。

白鬓老人曰：心息相依，忘言守中，还精补脑，则三宝固矣。慎言语，节饮食，绝思虑，去嗔怒，断淫欲，则五脏足矣。三宝既固，五脏又足，有不延年益寿者乎？

病

病何由而生也？皆因妄想而生烦恼。烦恼既生则内伤其心，心伤则不养脾，故不嗜食；脾虚则肺气必亏，故致发嗽。嗽作则水气竭绝，故木气不充，发焦筋痿，五脏传遍而死矣。

人当妄想萌动之时，即疾病发生之时也。今人不察，必待疼痛着身才为有病，而不知非一朝一夕之故也，其所由来者渐矣。

人之一身，外有六淫，风寒暑湿燥火是也；内有七情，喜怒哀乐忧恐惊是也。因七情而病者为内伤，而成不足之症；因六淫而病者为外感，而成有余之病。不足宜补，有余宜泻。后天有形之血气受伤而病者，药石针灸可以治之。先天无形之精神内损而病者，非反观静养不能愈也。

十大名医治人身病，三教圣人治人心病。亲朋有病皆知去看，自己有病却不知看。若知自看，内看无心，外看无身，心身既无，受病者是谁，不病者是谁，见得分明，自然无事。常想病时则尘情渐减，常防死日则道心自生。

昔子元有心病，遇一高僧谓之曰："贵恙起于烦恼，烦恼生于妄想。夫妄想有三：或追忆数十年荣辱恩怨及种种闲情，此是过去妄想也；或是事到眼前可以顺应，却强生己见犹豫不决，此是现在妄想也；或期日后富贵如愿，或望子孙及时登荣，与夫不可必成、不可必得之事，此是未来妄想也。三者妄想，忽生忽灭，禅家谓之幻心。能照见是妄，遂即消灭，禅家谓之觉心。故曰：不患念起，惟恐觉迟。念起是病，不续是药。"

又曰："贵恙亦是水火不交。凡溺爱佳冶而作色荒，此是外感之欲；或夜思佳冶而成梦遗，此是内生之欲。二者染着，耗散元精。若能断之，则肾水自然滋生，可以上交于心。至于思索文字忘其寝食，谓之理障；经营职业不惮劬劳，谓之事障。二者虽非人欲，亦损性灵。若能缓之，则心火不至上炎，可以下交于肾。故尘不相缘，根无所偶，反流归一，六用不行。"子元如其言，独处一室，扫空万缘，坐至月余，心疾如失。

自家有病自家知，既知须要早时医。

倘若忌医终讳病，无常临到悔追迟。

白鬓老人曰：谚云"心病难医"，非难医也，不得其法，不行其法耳。三教圣人善治心病，一语可为患心病者指南。谁其信之，谁其行之？昔余为抱关吏时，患脾虚下泄之症五年，奄奄一息，百药无效，万无生理。因谢绝人事，反观静坐，闲校《心经》一卷，百日后经完病愈。此余既验之奇方，故敢告之有痼疾者。

死

人当血气强壮之时，驰志六欲，无所不为。及血气受伤，百病生焉，死期将至，纵有满堂儿女也替不得，无数金银也买不得，至死方悔，迟了！谁不怕死？当怕之于未死之先，若待将死之时而怕死，则死难免矣；谁不怕病？当怕之于未病之先，若到已病之时而怕病，则病难治矣。试观天下之物，有重于性命者乎？试思天下之事，有大于生死者乎？

人莫不好生也，但不好长生之道；人莫不恶死也，但不恶取死之事。人在世上，事事相续，必死而后已。直等到临死，有甚方法，可以躲得？不如急早回心，将种种尘缘一起放下，做个长生出世之人，不亦善乎？

或问：尘缘缠绕，日久年深，一旦就要放下，不亦难乎？

曰：只是你不肯放下，是以说难。设若你死，还有不放下的么？今虽未死，权当已死，一齐放下，有何不妙？

又问：放下个什么？

曰：放下四大五蕴、情识种子。真修行人，恰似大死一番，虽活犹如大死人，也没世界缠绕，也无玄妙道理，如此大休歇方为了当。"朝闻道，夕死可矣"，此吾夫子教人急切之语，盖谓"上士闻道，了生死于片晌之间也"。

白鬓老人曰：昔人云："举世尽从忙里老，谁人肯向死前休。"若有人肯在死前休者，不但其死必迟，而且可以了生死。

苦

人只为一个"爱"字不能除却。爱名利，遂为名利所缚；爱酒色，遂为酒色所缚；爱身家，遂为身家所缚；爱子孙，遂为子孙所缚。将此真性缚得七颠八倒，往来人间，受无限之苦。受父精母血，始结成胎，衣胞犹如囹圄，拘束其身。母吃热的，如滚汤浇身；母吃冷的，似寒水逼体。及至气满胎全，急要撞出，必将衣胞先挝抉数日，衣胞才破。人只知为母的腹痛之苦，不知为子的更受无数的苦楚。至于分娩，呱的一声，受苦于胎中才尽，又有一身之苦随至。内患饥渴，外畏寒热，变蒸痘疹，相继而作，此童蒙之苦也。及至成人，事业临身，为君王者忧社稷，为士庶者忧身家。昼夜憔劳，坐卧不安，五火俱动，焚其天和，随身疾病不禁。

夫人也，始成病苦，终至死苦，后有报苦，历劫轮转，无有休息。释氏曰："爱别离苦，怨憎会苦，求不得苦。"今人苦恼都是自作自受，有不知是苦而误入其中者，有明知是苦而脱离不得者。

语曰："莫言婚配早，婚配后，事难了；莫言中会高，中会后，业大了；莫言耕种饱，耕种后，苦多了；莫言僧道好，僧道后，心难了。"

或问：世人之苦多在身，学人之苦独在心。无绳而自缚，无事而自忙，要收收不来，要放放不下，如之何则可？

曰：学人未得真传，其苦有如斯也。苟得真传，收放由我，何苦之有？况学道是个安乐法门，凡说下苦，便是外道。

白鬓老人曰：世人常谈，谓"人生下时必呱的一声，可见从此皆是苦境"。余谓不然，皆因迷了真性，纵欲不遂，是以百苦丛集。若肯回心向道，万物皆备于我，乐莫大焉，何苦之有？

性　命

学道入门，先须理会"性命"二字。性有性源，心地是也；命有命蒂，真息是也。命蒂要固，性源要清。

或问：性源如何清？

曰：内外两忘则清矣。

命蒂如何固？

曰：神气相守则固矣。性即神也，命即精与气也。《太极图》曰："无极之真，二五之精，妙合而凝，而人始生焉。"所谓性，即无极之真也；所谓命，即二五之精也。无易子曰："性具于心，心空一分则性见一分，心空十分则性见十分。"性见则性尽矣，是止念，即所以尽性矣。性尽一分，则神气凝一分；性尽十分，则神气凝十分。

为学别无功夫，不过从容至之而已。大抵功夫全在止念，心息相依，此法最为直捷。何也？"气乃神之母，神乃气之子。"心息相依，如子母相见，神气融浑，打成一片，紧紧密密，久久而成大定。此之谓归根复命、根深蒂固、长生久视之道也。何仙姑曰："息有一毫之未定，命非己有。"我则曰："心有一丝之未忘，息不能定。"

夫人有天地之性，有气质之性。天地之性，太极之全体也；才到阴阳五行处，便是气质之性。即此太极之体，堕在气质之中，非别有一性也。张子曰："善反之，则天地之性存焉。"

或问：善反有道乎？

曰：有。

愿闻焉。

曰：儒曰"洗心退藏于密"，佛曰"观自在"，老曰"复归于朴"，是善反之始也。儒曰"知止而后有定，定而后能静"；佛曰"照见五蕴皆空"；

老曰"复归于婴儿"，是善反之中也。儒曰"毋意、毋必、毋固、毋我"，佛曰"无眼、耳、鼻、舌、身、意"，老曰"复归于无极"，是善反之至也。人性本善，有不善者，气质之性也。知是气质而不为其所使，便是变化气质之方。

> 八十五岁大老汉，每日静坐无事干。
>
> 道义明了没的说，见了经书懒怠看。
>
> 识得一性是主宰，照破万缘皆空幻。
>
> 散淡逍遥自在活，再不与人闲扯淡。

白鬓老人曰：无极之真，理也，性也。二五之精，气也，命也。从古多少大儒，发明一理二气之奥，可见天下无"无理之气"，亦无"无气之理"。其在人也，无"无命之性"，亦无"无性之命"。奈释、道二教，各执一端，纷纷聚讼。究之总因太极之理，并未深明。是以性命之源裂成两片，遂至释门崇性学，道家重命功，分门别户，如道冠僧帽之不同，殊令大彻大悟者喷饭。吁！胡不取此篇而玩索之？

心

人只一个心，向外是情，向内是性；顺去是识，逆来是智。今要将顺去向外者，转而逆来向内，必也反观乎！盖反有能回能复之义，观有能照能了之功。

人之神在心，而心之机在目。故目用在内，而心亦随之在内，不但在也，而且定矣。此心一定，心火下降，肾水上升，口饵甘津，足蹑火鼎，其妙有不可尽言者。

人只一个真心，因何而妄？迷则似有，觉则还无。我故曰："知妄无妄，要放即放。诚是去个伪，敬是去个慢。"

当妄想纷起之时，不用止绝。直反看其心，看他想的是甚么，但回光一照，当处即寂。学道别无法，时常反照便是学，无了妄想便是道。

朱子曰："有一分心向里，得一分力；有两分心向里，得两分力。"若紧紧收拾，不要逐物去了，安有不得其正者？虽半月间可验矣。又曰："求放心者，非是别求一个心来存着。只才觉放，心便在此。"此心是我的心，须要由我使，不得任从他往外去了。虽锢蔽之久，猛然醒来，大喝一声，百邪皆退。继之以观心，心无；继之以依息，息住。而神随之俱住焉。此之谓真人之息以踵。

人之所以异于禽兽者，惟此心耳。佛云："作恶之人，来生变为禽兽。"予谓："丧心之人，当时变为禽兽。"何也？形虽是人，心已不是人了。

见境心不动，则名不生，不生即不灭，则此心不为尘缘所缚，无缚即解脱矣。

白鬓老人曰：《大学·正心章》前言四样所说，是有心之病，则心不得其正；后言"心不在焉"四句，是无心之病，心亦不得其正。究竟并未指出正心功夫，教学者无从下手。此篇既指出正心之功，又说出心正之效，条分缕晰，字字金针。吾人诚能遵而行之，不但可以希圣希贤，亦可以成佛作祖。有志斯道者，胡不勉旃！

情

七情已见前篇，喜则气缓，怒则气上，哀则气消，乐则气散，忧则气结，愁则气下，惊则气乱。乖戾失常，变生诸病，为心腹膨痞，为腹胁刺痛，为咽喉窒塞，为上气喘急，为五积六聚，夹血而为症，夹水而为癖，痰涎或因之以凝结，如絮如膜，不可胜纪。故善养者摄情归性，乃却病之良方也。

情者，性之向外而动也。圣人养之于未动之先，故能以其情顺万物而无情，过而不有，涉而不流。譬如明镜照物，美者物之美也，不因之而生爱念；恶者物之恶也，不因之而生憎心。故曰："廓然而大公，物来而顺应。"大公云者，纯是天理，无一毫人欲之私也。顺应云者，有物必有则，行其所无事也。

《定性书》曰："人之情各有所蔽，故不能适道，大率在于自私而用智。自私，则不能以有为为应迹；用智，则不能以明觉为自然。"又曰："人之情易发而难制者，惟怒为甚。第能于怒时遽忘其怒，而观理之是非，亦可见外诱之不足恶，而于道亦思过半矣。"朱子曰："忘怒则公，观理则顺。"二者所以为自反而去蔽之方也。

得道之人，内外空寂，静中反观，了无一物，则身寄寰中，而心超物外矣。

白鬓老人曰：古人云："太上忘情"，非忘情也，摄情归性也。人能摄情归性，在儒谓之收放心，在道谓之炼还丹。日久功深，自能似佛之如如不动矣。孙大圣既进水帘洞，唤众猴曰：大家进来，进来则不受老天之气矣。

思

　　人心要死，其机贵活。死，谓死其欲念；活，谓是活其理趣。夫思者，心之活机，无邪其纲也，九思其目也。思道为正，思物为邪。道，我固有之也。思我固有之道，思即是道。思到妙处，洒然会心，优游悦怡，始可谓之自得。若思索虽深，心气耗竭，纵有所见，非自得也。

　　不思而得者，圣人也；思而得之，贤人也。不思不勉之谓诚，即赤子不学不虑之良知是也。择善者，择此不思不勉而已矣。

　　人心有七孔，多为血丝所锢，如要开通，非学思不能。思有钻研之义，学有印证之功。思学兼用，何道不得？理有未通者，如面墙而立。思如墙上钻穴，钻得一穴，透得了一穴之明。先小后大，久则并其墙而去之，则豁然大通，无复障碍矣。

　　《礼》云："俨若思"，俨则不苟，若则不苦，不苟不苦，可谓善思也矣。

　　"君子思不出其位"谓之思，但出其位，则谓之念。思是入道之门，念是障道之根。

　　白���老人曰：儒曰思，释曰参，道曰悟，皆用心求道之名也。少年要用心，中年要养心，老年要息心，则功夫得其当矣。儒曰化，释曰了，道曰得，则功夫无可用矣。

念

只因不觉，忽然念起，是谓无明，无明起故谓心为念。心实不动，观心至此，其念自止。止念不难，能反诸一念未起之前，则念自不续矣。未起之前浑是无极，而今要会一念不起，便当觉察念之所由生也。因现在生过去，因过去生未来。现在若无心，过去自然了。

人我之见固是念，法爱之见亦是念，必尽除之而后可。用心止妄念，妄念反觉多，试看他念甚，其念自消没。修真要止念，止念要观心。观心心不有，心无境自空。心境既然无，止观亦何存。

圭峰曰："密密觉察，勤勤观照，习气若起，当处即休，切莫随之，免落凡夫纵情。亦莫减之，免堕二乘。"夫圆宗顿教，毕竟如斯。但与本性相应，觉知自然无间。

《参同契》曰："耳目口三宝，闭塞勿发通。委志归虚无，无念以为常。"即心得无心者，不灭心相而分别也。即念而无念者，以念无自性，缘起即空也。

白鬓老人曰：用心止念，未必能止。即使止住，念去止存，此止独非念乎？犹逐张三而留李四也。初学之人每受此病，然则如何而可？必也坐忘乎！忘则无我，我尚然无，谁来起念？

好

人心各有所好，好者，心之所独注。有不期然而然者，竟不知其所以然者也。夫以一念而分人品之高下，一时而定终身之成败，不可不慎也。使其所好者，仁义也，礼乐也，诗书也，不问而知其为贤也。使其所好者，佚游也，博弈也，酒色也，不问而知其为废人也。使其所好者，苑囿也，渔樵也，不问而知其为细民也。使其所好者，斗讼也，骄傲也，兵刃也，不问而知其为凶人也。凡好玩乐戏耍者，其失有五焉：一曰亵体，二曰劳神，三曰伤财，四曰失时，五曰误事。纵极精巧，不能致远，是以君子不为也。

白鬓老人曰：大凡人之偏好，皆从无始劫带来种子，非彻悟以后，要改甚难。

身

人之一身，前有三宫，曰泥丸宫、绛宫、黄庭宫，为神气栖泊之所；后有三关，曰尾闾关，曰夹脊关，曰玉枕关，为神气通畅之路。

孟子曰："尧舜，性之也；汤武，反之也；五霸，假之也。"又曰："汤武，身之也"，只是"反求诸己而已矣"。汤武能反求，汤武身中有个尧舜；吾人能反求，吾人身中都有个尧舜。反观其身，气在其中矣；反观其气，神在其中矣。君子以身任道，故身修而道立；小人以身徇欲，故欲滋而身亡。《楞严经》曰："一门深入，入一无妄，彼六知根，一时清净。"

人之不能得道者，皆为形所累也。欲除此累，须知此身是不牢之物、最苦之躯、无主之形、脓血屎尿之袋，浑身内外无一点好处。为甚么你要吃好的，穿好的，每到人前夸伶俐卖俊俏？指使的人意乱心迷，把世上人都被弄坏了。死了生，生了死，从无量劫来受过无数苦恼，终无出期。我今立志学道，把你始末缘由，都看透了，再不受你迷惑，再不受你指使，渐作入空慧，顿用舍身法，堕肢体，黜聪明，抱而勿离，道可几乎！仙家修身，必返其体，神即炁凝，炁即神注，性命双修，道器相乘，形神俱妙，与道合真。

白鬓老人曰：老子云："外其身而身存。"长春真人云："百计以养身，即百计以昧心。"再兼看《皮囊歌》，自能全身放下。

脉

人身之脉，正经一十有二，奇经有八。唯任、督二脉，系人之生死。凡夫任脉之在腹者，从下而上行；督脉之在背者，从上而下行。前后间隔，化机无本，遂以禀气之浅深为寿命之修短。仙家识得任总诸阴之会，督统众阳之纲。二脉若通，百脉皆通，故退阴符进阳火而行河车运转之法。其法凝神入炁穴，是谓归根，神炁相守，抱一勿离。迨夫静极而动，是神复乘炁根，而上升于泥丸，于是河车之路始通。要知河车之路，即吾身之任、督二脉也。

炁之始生也，郁蒸于两肾之间，泛溢于五腧之上，乃经水乱行，不由沟洫也。吾急以神斡归尾闾，而上至于夹脊，夹脊关过，舌柱上腭，使之上风府而直至泥丸，神与炁交会于此，其舒畅融液可知。少顷变成甘露，急将舌放，自鹊桥而下通，开会咽，过重楼，游绛宫，复归于所藏之处而休焉。如此循环灌注，久之纯熟，炁满三田，上下交泰，所谓："常使炁通关节透，自然精满谷神存。"

白鬓老人曰：其法以下数句，万卷丹经不能出此，出此便是旁门。老子所谓"致虚极，守静笃，万物并作，吾以观其复"，正谓此也。宝之，秘之，尤愿与上等根器者笃行之。

尘　世

　　摇动之谓尘，变迁之谓世。世有治乱，治世贵才而见，乱世贵德而隐。人有老少，少年贵学而勤，老年贵养而静。唐虞之世有许由，孰忧孰乐，叔季之世无严光，孰清孰浊？

　　吾人涉世如渡河，凡有陷溺处要知避之。良骥至捷，常受风尘之苦；玄龟虽灵，难逃刳肠之祸。相彼飞鸟，乘风而起，择木而栖，何其适也。只为贪食，误入于笼，求脱不得。今夫爵禄，亦人之樊笼也欤？

　　春秋不用孔子，春秋之不幸，后世之大幸也；玄德能用孔明，玄德之大幸，孔明之不幸也。古人所行之淑慝，与今人所行之是非，并自己所行之得失，事属已往，俱是尘世中之精扯淡。说着何为，念着何益！不说不念，则心静矣，心静便是道。今日之脱洒处，皆从先年之不如意得来；今日之不如意处，安知非异日之脱洒乎？

　　白鬓老人曰：心静便是道，可见道不远人。世人之不得意处，正高人之得意洒时也，参参。

名　利

学道之未得者，皆妄念之不绝，有以障之也；妄念之不绝者，皆名利之难忘，有以牵之也。苟欲绝妄念，必先把名利照破而后可。

名为造物之所深忌，利为人情之所必争。故名利杀人，甚于戈矛。何也？戈矛杀人，人知避之；名利杀人，死而不悔。

古之有道者，多为佯狂，盖不欲人知也。今之人，但有寸长，而欲表暴于世者，陋矣。君子学道，将一切好胜逞强之心，俱都忘尽，暗暗潜修，道明德立，犹如未能者焉。故曰："君子之所不可及者，其惟人之所不见乎？"

利之为物也，无德而使人亲，无火而使人热，无权而使人不惮其劳，无情而使人一刻不忘。使学道者见之而败德，使治世者见之而枉法。自古人心国法，多为利所害。天下之有大害，藏于大利之中，而人不知。非不知也，为利所昏也。

犯法之赃，犹犯病之食也。窃取时惟恐其不多，败露时惟恐其不少。一物也，何前后之异若斯也？利与害相随故也。设若见利时即思有害，而苟取之念必然可息矣。

君子积德，德能润身，亦能荣身，故大德者，位禄名寿不求而自至。小人积财，财能养身，亦能害身，故财多者，忧患恐惧欲去而不能。

白鬓老人曰：名为造物之所深忌，固说得好。利之为物以下数句，尤说得透骨透髓。商贾闻之亦当点头，况士大夫与学道之人乎？

色

今夫天地，一大夫妇也，能生万物。夫妇，一小天地也，能生男女。大抵人道通乎天道，顺施之可以生人，逆取之可以成仙。

古仙有曰："子要不老，还精补脑。"脑也者，诸髓之海也。淫佚之精，是诸髓之所化而出也。好色之人多患头痛，脑空是也。噫！油尽灯灭，髓竭人亡。

楚馆秦楼非乐地也，陷人之罟获也；歌妓舞女非乐人也，破家之鬼魅也。人都怕鬼，独不怕家中有妆扮之鬼，钩人神魂；人都怕虎，独不怕床上有同眠之虎，吃人骨髓；人都怕蛇，独不怕衾中有缠人之蛇，吸人气血；人都怕贼，独不怕夜间有盗阳之贼，害人性命。色之害人也大矣哉！非不知戒也，戒而又犯，将以为美乎。殊不思耳中有垢，目中有眵，鼻中有涕，口中有涎，腹中有尿屎，阴中有脓血，腥臊臭秽，处处不洁焉。贪娇娆巧媚，诈为亲爱，甚是狠毒。无知愚人为之心醉，图取片刻之欢，不顾百骸之枯，败德损身为害最大。应当远离，如避盗贼。贼劫人财尽者穷，色盗人精竭者死。

白鬓老人曰：洞宾诗云："二八佳人体似酥，腰悬利剑斩愚夫。虽然不见人头落，暗里教君骨髓枯。"吁！中年以后之人，尚不能深信此言，而况少年乎？况无知之少年乎？

事

事有不可以行诸身者，即不可以萌诸心；有不可以对人言者，即不可以告天知。就此四不可，时时检点，则近道矣。

天下之事机会难逢，可为者不可自诿，自诿者无功；不可为者不可强为，强为者取败。事之来也，莫不有理，君子论是非，小人论利害。

人当无事时，心要常在腔子里，不可暗中妄想；有事时，心要专在理上，不可强从己见。

身上事少，自然苦少；口中言少，自然祸少；腹中食少，自然病少；心中欲少，自然忧少。

天下至难为者，其事有二，莫如过海与上阵，人犹不畏其难而有为之者。至于学道，有反求即得之易，不似过海之险也；有天理自然之安，不似上阵之危也。既易且安，而人鲜有为之者，何哉？

白鬓老人曰：高明人之事多从外来，且能就事了事；痴愚人之事多由内生，偏会就事多事。高明人事来应之以理，自然如庖丁之解牛，官止神行；痴愚人事来应之以私，自然如鹬蚌相持，渔人享利。

物

万物之有生于无，凡人之情著于有。能究常无固难，常无其有更难。人要欲立常无之地，必主以性。主以性，则未始有物，己忘而物自化，物虽满前，常归于无矣。

庞居士曰："但自无心于万物，那怕万物常围绕。"人有妖人，物有妖物，皆能迷人。彼岂能迷人哉？还是人自迷之也。《百字碑》曰："真常须应物，应物要不迷。"见物之美者，而生一爱念，此心便为他引去，即是迷了。看透一物，不受一物之迷；看透万物，不受万物之迷。《金刚经》曰："一切有为法，如梦幻泡影，如露亦如电，应作如是观。"

天下事事物物，自有个停停当当的道理，一毫私意用不得。故曰："天下何思何虑？"是故君子就事了事，而不生事；因物付物，而不著物。

程伊川曰："人于外物奉身者，事事要好；只有自己一个身与心，却不要好。苟得外物好时，而不知自己身与心，已先不好了也。"

今夫人，房舍、衣服、饮食、器皿，多耻不如人。至于学问不如人、良心不如人，却不知耻。抑独何哉？弗思之甚也。

白鬓老人曰：己忘而物自化，可见内因有己，外才有物。内己若忘，外物自化。世人弃真觅假，尚曰予智。

我

《论语》记孔子绝四，而以毋我终之。盖谓意必固皆因有我而言也，惟我无则意必固与之俱无矣。我是众私之根也，无我则根断，而众私不生矣。

今人有心制行，有一不为我者乎？不利于我，即功略盖世，见以为分外也，而置之矣；有利于我，即升斗锱铢，裂形殒身而亦徇之也。我之为害，何其大也！惟无我则私化，形端且忘形骸矣，有何物之累哉？遍索诸形骸之内，何者是我？我见既无，得大解脱。

《永嘉集》曰："无明不了，妄执为我。我见坚固，贪嗔邪见，横计所有，生诸染著。知身是幻，了无自性，色即是空，谁是我者？一切诸法，但有假名，无一真实。四大五蕴，一一非我，和合亦无，内外推求，毕竟无人。"详看"我"字，从二戈而成，一正戈一反戈。狠毒杀伤之祸，皆因有我而起也。故有心于道者，先要无我。

白鬓老人曰：世人所谓我者，非真我也，识神之作祟耳。昔人云："无量劫来生死本，痴人认作本来人。"又云："去后来先作主人。"若不将金钵覆住，金箍棒打死，则取经降魔，皆六耳猕猴之事矣。

假

　　学道之士，先要认得真假，而后可以入道矣。尝观作戏者，穷通得丧、离合悲欢，外像宛然，心内坦然，彼何所得能不动心若斯也？盖明知形像假妆，情境假作，互换互移，而无损益于己也。学者观之，可以悟道焉。

　　又见提偶者，手舞足蹈，恍若人形。不知者观偶观线，却不思线上有人提而后能动。倏尔人去，偶、线俱在，而不能动。今夫人形骸其偶乎？气血其线乎？真性其人乎？

　　又见耍戏法者，变名易质，以炫观者。庸愚见之，目炫心惑，称为奇妙。世间一切有为之法，你来哄我，我去哄你，颠倒倒颠，与耍戏法者何异？见之而目不炫心不惑，则近道矣。

　　又见挑灯影者，燃灯击鼓，众人齐来看影。其心与目俱随影转，丢下自己一个空壳却不知看。及至油尽灯灭，种种幻态，皆归于无。智者观之，可以悟道。当其无而生有也，有亦非有；及其有而归无也，无亦非无。夫何以故？缘会之有，有无自性，故言非有，以破常见。性空自无，无显真体，故言非无，以破断见。小而昼夜生死，大而元会运世，皆可触类而旁通矣。

　　学道者须知一性是真，万缘皆假。一切日用养生之物，皆假中之尘垢也。胡为乎与凡庸之辈，争多寡、较美恶于尘垢之间哉！

　　白鬓老人曰：优人知戏是假，学人认世为真，岂学人反劣于优人乎？欠悟耳。言非有以破常见，言非无以破断见，二语尤精。人能参透，自然不著有无。

魔

日月晦蚀，皆为魔障。遇一番魔障，当生一番智慧，惟生一番智慧，更得一番进益。若不以智慧照破，而生烦恼，则大事坏矣。

尝入寺中，见四金刚降八怪，此降魔之像也。及进大殿，见佛端坐其中，此洗心退藏于密之像也。或问："一佛二菩萨，其义云何？"曰："阳之数奇，阴之数偶。世人只知独修一物，岂知得同类而成乎！"

修行之人，习气难忘，要学主静。一切情识，在将忘未忘之际，故有诸魔发现。顺则令人贪爱，逆则令人恐怖。应当观察，勿令此心堕于邪径。常念惟心，无外境界，岂有自家爱怖自心耶？如是照破，境界自灭。

慨自圣道不明，邪说蜂起，自心迷乱，妄称教师。是以山精鬼怪，皆得乘隙，飞精附人，假称是神。无知愚人，遂信为真。同共烘扬，愈说愈神。大家着魔，终不省悟。生作魔民，死作魔鬼。呜呼哀哉，不可救也。

玄释二门多魔事，不知对治，每成颠症。皆因见理未明，强制其心而然也。惟吾无魔事，盖格物致知之功施之于先也。

白鬓老人曰：大凡学道之人着魔者，皆因认理不明，骤学二氏，瞎炼盲修，多受此病。"惟吾无魔，盖格物致知之功施之于先也"，诚哉是言也。乌巢禅师云："心生种种魔生，心灭种种魔灭"，可见总是妄念为之。

境

三界无别法，惟是一心动念，而生一切境也。念若不生，境自无了，及穷动念，念亦空寂。即知迷时无失，悟亦无得亦无住。

真心无增减，故心因境起。借心观境，见物生心。虽居山林海岛，都是尘劳。人恋境，境弄人，心失其正而发狂；情逐物，物引情，神离乎舍而成痴。

好境歹境总是境，境虽沓来而非有；邪念正念皆属妄，念纵纷起而亦无。勿谓五欲为乐，迷而忘返，必至伤身而伤命；当知一性是真，抱而弗离，却能消障而消魔。破有入无，浊世变作净土；归根复命，凡身结成圣胎。

三界惟心所作，何不将心先了；六尘借识而入，直要把识顿绝。赤子浑然无识，尘缘滚滚，永无可入之窦；真人纯然是智，法界朗朗，尽是了妙之乡。

白鬓老人曰：境无苦乐，从心所起。同一岳阳楼，有心旷神怡之人，即有感极而悲之客。昔人云："神仙无别法，只生欢喜不生愁。"非道德深厚者，难以语此。

识

本来之性，真净明妙，虚彻灵通，迥出思识之表。无异同，无分别，悟之则菩提岸，迷之则生死海。小儿未识父母谓之朴，能识父母谓之疵。疵者心病也。见识一长发热是心病，而身随病也，由是而生分别。

领纳是识，在心是受，思念是想，贪著是行，污秽是色。如若降伏识神，莫如变识为智。何哉？识常逐境而忘返，智能了境而不著。逐境不了，何智非识？了境不著，何识非智？切要而言，止此一心，放去是识，收来是智。但有分别，即堕情识；稍有攀缘，即是妄想。不如直下尽了，才得清净。

白髯老人曰：小儿才识父母，已露识神伎俩。见识一长是心病，知此病者几人？"逐境是识，了境是智；放去是识，收来是智。"字字指得分明的确，可称黄帝看症，岐伯立方。其如众生之不信何！

过

　　有心失理之谓恶，无心失理之谓过。语曰："人非圣人，孰能无过？"此言可以恕人，不可以恕己。蘧伯玉行年五十而知四十九年之非。予今行年八十有五，八十四年之非能尽知乎？已往之非犹且不知，近日之非未易知也。何哉？迷则执非为是，悟则见是犹非。省不止三，误岂容再？！朱子曰："日用之间，知此为非，即不如此，便是去病之方。若问何由而能不如此？便是骑驴觅驴。"学者在净修口业、身业、意业三者而已。无口过易，无身过难；无身过易，无意过难。有志者，必就难处用力速改，而后可与入道也矣。

　　或问：人有罪可忏乎？

　　曰：昔者所作，无大无小，内外求之，了不可得，名真忏悔。

　　又问：人有誓愿，怕犯如何？

　　曰：迷则说誓，悟则全无。今试求之，誓愿安在，得大解脱。

　　白鬓老人曰：儒理去非存是，禅理是亦不著，因不著方能解脱。

善

善也者，太极一动所生之阳也。人得之以为性，故人性皆善。修养之家，要养得阳。在天之阳，生于十月纯坤之后，规中真息是也。

释氏为示劝惩，说天堂地狱，善恶因果，分毫不爽，必待异日与来生也。吾夫子只曰"上达下达"、"坦荡荡"、"长戚戚"。夫上达者，日进于高明，非天堂而何？下达者，沉溺于卑污，非地狱而何？坦荡荡者，随在无非乐地，福谁如之？长戚戚者，到处俱是陷阱，业莫大焉。

盖作善作恶之时，即受福受业之时，捷如影响，不待异日与来生也。

或问禅者曰：天堂地狱，是有是无？

曰：欣怖在心，善恶成境。但了一心，自然无惑。

问：心如何了？

曰：善恶都莫思量。

或问：为善与学好，有以异乎？

曰：无以异也。

问：其目何如？

曰：耳不听淫声是好耳，目不视邪色是好目，口不出非言是好口，心不起妄念是好心，手不取非礼之物是好手，足不蹈非礼之地是好足。学尧舜之道以治其民者是好君，学伊吕之道以事其君者是好臣，学孟母择邻以教其子者是好母，学曾参养志以事其亲者是好子。

又问：今之所谓修庙修桥修来生者，果有好处乎？

曰：吾闻圣人有言曰："自天子以至于庶人，壹是皆以修身为本"，凡舍身而言修者，是谓不知本。

白冀老人曰：太极一动，所生之阳为性，可谓"天命之谓性"第一注脚。欲养此阳，又指出规中真息是也。可谓和盘托出。鲜能知味，能修身内者几人！身外之修，宜乎众矣。

梦

梦何为而作也，总是沉迷不醒？一个识神，变作种种幻境，三界四相，惟一梦心。梦中变异，无中生有。正做梦时，苦乐身受，忽然觉来，一切顿无。非觉始无，本来无故。

《证道歌》曰："梦里明明有六趣，觉后空空无大千。"

山河大地，皆梦中境也；王侯将相，皆梦中人也；三教圣人，皆先觉人也；三教经书，皆解梦书也。苟知世事皆空，生死一梦，无挂无碍，名为觉了。

昔者白云先生睡醒，金励问以世事。先生曰："两仪之下，孰尔孰我？千载之中，谁兴谁亡？说者非项羽是刘邦，记者非灵君是元亮，谈者夸太邱悲范滂，看来都是尘土中泥涂。总不如一杯浊酒，一局残棋，一枕鼾睡，身内乾坤，随吾收放。"励曰："先生以一睡收天地之混沌，以觉来破古今之往来，妙哉睡也，亦有道乎？"曰："有道。凡人之睡也，先睡目后睡心。吾之睡也，先睡心后睡目。吾之醒也，先醒目后醒心。目醒因见心，心醒不见世。不见世并不见心。宇宙以来，治世者以玄圭封，以白胜出；出世者以黄鹤去，以青牛渡；训世者以赤子推，以绿图画。吾尽付之无心也。睡，无心；醒，亦无心。"励曰："吾欲学无心，如之何则可？"曰："对境莫认心，对心莫认境，如是而已矣，焉知其他？觉来无所知，知来心愈困，堪笑尘世中，不知梦是梦。"

白鬓老人曰：心醒不见世，可见著境者，皆在梦中。

鬼

天下之人，一半为鬼所迷，一半为人所惑。交相鼓煽，几盈天下。高明者以明言救之而不从，在上者以法禁之而不止。邪说者日炽日盛，将来不知所终矣。

鬼是既死的人，人是未死的鬼。而今之神皆古之人也，盈天地间无处不有鬼神。非但天地间有鬼神，人身中亦有鬼神。何以知之？人性生于阳，而形生于阴，阳则为神，阴则为鬼。摄情归性者，神之道也；徇情丧性者，鬼之事也。俗语云："人有一分阳不成鬼，有一分阴不成仙。"诚哉是言也。

夫人也者，阴阳之交，鬼神之会也。倏而向善，神启之也；倏而作恶，鬼使之也。君子慎独，察善恶之机，辨鬼神之道也。

白鬓老人曰：摄情归性，不求神而神矣。徇情丧性，不觉鬼而鬼矣。君请择于斯二者。

神

人之真性，即人之元神也。以其灵明而莫测，妙应而无方，故名之曰神。谓之元者，所以别于后天思虑之神也。

神来入身者生，神去离身者死。何以知神来？念止神即来。何以知神去？念动神即去。形者气之宅也，气在则形不衰；气者神之母也，气在则神不散。

人为善，则神聚而灵；人为恶，则神散而昏；人有病，则神离形而不受其苦；人有难，则神先去而不当其殃。人一息不得神，则一息不全。

人有三谷，其虚如谷而神居之，故曰谷神。上曰天谷，泥丸是也，为天根，神之本宫。故神居天谷，则精化炁，炁上升，九年天宫满，而天门为之开通矣。中曰应谷，绛宫是也，为布政之明堂。故神居应谷，则耳有闻，目有见，五官效职，而百骸为之从令矣。下曰灵谷，丹田是也，为藏修之密室。故神居灵谷，则视者返，听者收，神气相守，而营魄为之抱一矣。

白鬓老人曰："元神"二字，说得极明白，不然必认后天思虑之神为神矣。念止神即来，念动神即去，尤为下手口诀。有病则神离形而不受其苦，有难则神先去而不当其殃。非神化之人，断不能道神化之妙。世之津津论道者，何尝梦见？

卷下

气

　　凡人之气前升后降，真人之气后升前降。气之有出有入谓之凡息，不出不入谓之真息。盖凡息既停，而真息自动。息之所以停者，非强闭之不出也，乃虚极静笃，心愈定而气愈微耳。其法：行住坐卧，摄心归静。未来不想，既往不思。久之神与气会，情与境忘，神凝气结，止有一息，腹中转旋，不出不入，名曰胎息。此息既生，牢守虚静。炼精化气，通透三关，灌注三宫，是谓真橐籥、真炉鼎、真火候也。

　　《翠虚篇》云："昔日遇师传口诀，只要凝神入气穴"者，乃吾人胎元受气之初，所禀父母精气而成者，乃吾人各具之太极也。

　　真人神依于息，深入于本穴之中。绵绵若存，无少间断，故得专气致柔之妙，而能观其复也。太上曰："天地之间，其犹橐籥乎？"人得天地之气以生，呼吸者橐籥之机，真息者呼吸之气也。然此真息为受气之蒂、生气之源，呼吸升降，互相迭推，与阴阳相应，刻漏相准。故曰："周天息数微微数，玉漏寒声滴滴符。"

　　或问曰：以真息为火，亦有说乎？

　　曰：非以真息为火也。火，人神也。息乃火之橐籥也。盖橐籥绵绵不绝，即真人之息以踵也。故曰："漫守药炉看火候，但安神息任天然。"

　　夫人之一身，总是一气之周流。气通则快，气塞则病。故手舞足蹈，以养其气血。此法不拘时候，得便就行。必要专心闭息，则神充气满，而气易流通；必要怒目切齿，则严密武毅，而邪念自无。行此数次，而后静坐，最能除妄消疾。此一段功夫，大有益处，不可忽诸。

　　白鬓老人曰：仙家秘而不传者，只一命功。所谓命者何？气是也。此篇既指出不出不入谓之真息，又说出凡息既停，而真息自动。盖凡息者，人生囫的一声，口鼻通气，所谓后天之气也。后天之气既通，必得乳食之养，少加蒙盖则死矣。先天之炁则不然，一任母腹之十月，胞衣之包裹，终不能死，其故何也？即此篇所谓腹中旋转，不出不入是也。

修炼之人摄情归性，日久功深，返本还元，如婴儿之在母腹一般。世之所谓死者，不过口鼻无气耳，今活时口鼻已经无气，又死个甚么？世之不信仙道者，皆因未明其理，未见其人耳。

精

真人炼精化炁，凡人炁化为精。古人比之为汞，谓其最易走失也；喻之以龙，谓其最难降伏也。学道者固守而不失焉，名曰筑基。神与炁精常欲去人，但留得住，使之不去，可以长生。魏伯阳曰："凡说抽铅添汞，实是还精补脑。"

或问：学道之人，多患梦遗，炼睡固难，服药不效，如之何则可？

曰：牵转白牛则不走矣。

又问：人言玄牝立则真精固，玄牝如何能立？

曰：谷神不死则立矣。

问：谷神如何不死？

曰：无欲静极则不死矣。

尝入玄帝庙，见龟蛇盘纠。夫玄帝，天神也，而居北辰，人神独无所居乎？维天之所在，紫微居其所而不动，天之极立焉，造化之所由生也。维人之所在，黄庭立其所而不迁，人之极立焉，性命之所由固也。故善养者，将神火、精水凝在一处，犹如龟蛇盘绕，混成一块，再不间离，久之静极而生动，真火薰蒸，金精吐艳，冲关透顶，灌注上下，此深根固蒂长生久世之道也。

白鬓老人曰：无欲静极则谷神不死，谷神不死则玄牝立矣。玄牝立则真精固，真精固则永无走失之患。可见梦遗之病，皆从色心未退而起。人真能勘破色魔，一心清静，则龙不难降，汞不妄走矣。若功夫未到之人，偶有遗失之病，须用牵转白牛之法。其法不拘布帛，做一小兜，将外肾兜起，拴在腰后裤带之上，此病自免，无须服药也。道家又谓之"张果老倒骑驴"。

教

道是个无言的圣人，圣人是个有言的道。虽说有言，不过以其人之道，还治其人之身，非强其所难知难能也。

古之教人者，便是教以圣人之道。《易》曰："蒙以养正，圣功也"，是训蒙时即以学圣望之，而学者可不以学圣自勉乎？

盖自孔子之道不著，而佛老之教兴。自佛老之教乱传，而邪说之风起。

老子曰："修己之身，其德乃真。"舍身而言修者，假也。今之求仙佛者，往往绝人逃世以求之。彼以为有身家、有妻子、有人事，皆能累人，故不能成仙成佛也，必绝人逃世以为之。殊不知仙佛之道，不离身心。果能正心修身，有身家可居，有妻子可乐，有人事可磨炼，故在家亦可成圣成仙成佛，何必弃其所甚便者，而必为其所不便者乎！

白冀老人曰：说出家可以成仙成佛，人或信之；说在家可以成仙成佛，人皆不信，其故何也？皆因未真明其道，未真穷其理。独不思仙佛必得出家方成，难道圣人亦必用出家方成乎？何世人著相之甚也？！

学

　　学也者，适道之路也。圣经贤传，其路引乎？！后世邪教大作，其言与行，果合于圣经贤传乎？但有不合焉，即为魔说。

　　学道者，只要收得身心牢固，舍身心而别处用功，便非正道。学道不是说过便罢，亦不能知道便了，必要实实地向自己心中，将一切物欲，打扫得干干净净，自然合道。

　　学道之志，贫当益坚，老当益壮。或为客气所使，外物所夺，其咎不在气与物也，皆是志不立之病，只可责志。反复寻思，必见病痛处。决裂的断了，譬如抽骨换髓，涤肠洗胃，另换了一个人，破死的做上一番，何事不成？！

　　圣人之心与人同耳，何独常清常静耶？此无他，只是见得真，养得定。惟见得真，一切幻境，不能迷乱；惟养得定，一切好物，不能摇夺。

　　耳闻目见，譬如饮食，日日要用，日日又要化而去之。若化去不尽，停滞在腹中，久而则成病。

　　白鬓老人曰：世间学者如牛毛，大约非名即利。名利之外，如此好学，如此用功者几人？吕祖云：“天涯海角人求我，行到天涯不见人。”诚哉是言也。

知

学莫先于致知，致知在格物。必学了思，思了学，至于豁然贯通，则知至矣。知至则意诚心正，可次第而得之矣。

学者识见有限，天下义理无穷。故有所知，必有所未知。及知其所未知，更有所未知。故《诗》有"如切如磋"、"如琢如磨"之喻。

人非无知也，而真知为难。人之于珠玉也，皆欲以手执之，以怀藏之，何哉？盖真知其为宝也。学道者能如是真知，不患其不力矣。人之于砒刀也，皆不敢以舌尝之，以身当之，何哉？盖真知其能伤人也。去恶者能如是真知，不患其不净矣。

人心本明，只为物欲所蔽便昏了。若知是物欲所蔽，便是明处。紧紧著力主定，今日去些，明日去些。忽生忽灭，汝知之乎？知而能照，则可以不生不灭。至于不生不灭，则心定而性尽矣。今汝之气一出一入，汝知之乎？知而能依，则可以不出不入。至于不出不入，则气全而命立矣。

白鬓老人曰：今人论知行，多云知易而行难。殊不悟所知者，皆圣贤之枝叶皮肤耳。真精髓真命脉，曷尝容易知哉！人若真知，必肯真行，其不肯真行者，仍是假知。

千峰养生集萃

行

知行原是合一之功，常常保得知在，便是能行。若一刻不行，便是一刻昏了。

君子以身体道，凡身之所在即道之所在。是故行有行功，立有立功，坐有坐功，睡有睡功。随在无念，随在是功。凡有行不来的，只是知理不真。知理果真，自然乐于循理，故曰学不厌知也。若见理未真，而勉强果行者，意气能有几何？至于意尽气驰，自当行不去了。

时当晚夕，此君子宴息之时也，随当收敛神室，抱一弗离。固无世事缠绕，亦无玄妙道理，乍同死人，始可谓之大休歇。至于梦寝无颠倒，而后见主敬之功。迨至来朝，此君子日新之时也，随当早起，日求其所未至。有人一己百、人十己千之志。积日成月，积月成岁，不论三年五载，而学不至于圣人者，未之有也。瞬存息养，功无间断于俄顷；日就月将，学有缉熙于光明。

或问：天理如何全？

曰：必得时时存养。

又问：人欲如何净？

曰：只是日日消磨。

人皆有良知良能，然良知贵致，良能贵充。致而充之，在于勤学好问而已矣。吾人真性，灵而最神，念动即飞，不见其形。若欲留之，须察其宗。机常在目，宅安于心。心常清静，神气归根。久生至宝，渐渐充盈。周流上下，遍体生春。炼己纯熟，对境忘情。采取灵药，用阳制阴。养成圣胎，号曰真人。

白鬓老人曰：常常保得住知，便是行，此一语非透重关者，不能道破。至论宴息日新，瞬存息养，日就月将，天理必时时存养，人欲当日日消磨，尤为十二时中忘不得之注脚。

言

圣贤言语，都是实事。依而行之，可以修己，可以治人。凡看书必要看通彻，体认在自己身上，才有得力处。《大学》下手功夫，全在格物致知。看佛经一藏，不如玩《心经》一卷。玩《心经》一卷，不如解"观自在"三字。《道德经》五千言，其要全在"虚心实腹"四字。

凡人之患，在好言人是非；学道之患，在好执己是。余尝自警曰："先年所学，多知多能。近日所作，或诗或文，检点起来，都是心病。今急要去，默而搜寻。天下治乱，付诸罔闻。人间是非，置之不论。憨憨傻傻，兀兀腾腾。万物无有，三际皆空。尘缘断尽，神气归根。大道己了，何必寻人！言言实践，句句相应，来日有限，切莫因循。"言行相顾，圣人称其为君子。予能言而行不逮，圣人讥其为朽木、为粪土。

或曰：子儒者每引佛语，何也？

曰：今之儒者，名利薰心，专格虚文以干禄位。偶有厌世离尘者出乎其间，不思"明德""新民"是何物，"知止""能得"是何事，往往悖儒而求仙佛。不知吾儒之所谓圣，即玄释之所谓仙佛也。余若以佛老之语为异而不言，彼必以予未知伊之妙，彼且争立门户，各建旗鼓，纷纷纭纭，未有已时也。

白鬓老人曰：每见世人观书，如市中驰马，大段落尚不能分明，而何敢叩其精细乎？何敢望其领悟乎？古人云："书读千遍，其意方见。"吁！一味匆忙，虽涉猎五车何益？

省　察

省察者，省察我之心也。一日十二时中，几个时在内，几个时在外，如是久之，自有得力处。昔者陈烈自察其心，用黑白二色豆以记之。起一善念，取一白豆置于盘中；起一恶念，取一黑豆置于盘中。初则黑多，继则黑白相半，久则白豆多于黑豆。又久则纯是白豆，无一黑豆。又久则白豆亦无。如此拙法，亦有可取者也。

省察即是觉照，克治即是改过，存养即是主敬。大道虽无修无证，尘情要日消日磨。人只一个心，要知道在内者，是谁的心，忽然走在外边，又是谁的心。察得分明，而后可以进修。

省察要细密，克治要果决，存养要宽裕。此三操功夫，日日要用，至于无功可用则成矣。

或谓不假施功，顿超彼岸。此在上智者，容或有之，不敢谓人皆可能也。

白鬓老人曰：此三操功夫，即圣门口诀，有志希贤希圣者，毋忽！

敬

本性灵光，无有生灭，亦无增减。虽锢蔽日久，灵光一耀，可以灭千恶而生万善。但保得灵光常在，与圣人何殊？

或问：如何保得灵光常在？

必也敬乎！

曰：惟敬则保得灵光常在。戒慎恐惧固是敬，兢兢业业亦是敬。敬则不生妄想，不随昏住，允矣存心之要，修身之法乎！自古圣人以此传心。

今夫人正衣冠、净思虑，自然生敬。敬只是主一，主一则自无邪僻矣。心者身之主也，敬者心之至也。今夫人入庙而生敬者，为有神像在上耳。却不思自己身中，有个真真的鬼神在里面，而慢不知敬，独何欤？

程明道曰："某写字时甚敬，非是要字好，只此是学。"程伊川曰："周先生说一者，无欲也。寻常人如何便得无欲？只在敬字上步步捱去，执持得定。只如此下手用功，时时惺惺，莫令昏昧，一二日便可有效。"规矩，方圆之至也；准绳，平直之至也；人而左规矩、右准绳，人之至也。规矩、准绳者，礼也。礼以敬为本。国无礼则盗贼起而丧其国，身无礼则情欲胜而丧其身。

白鬓老人曰：朱子解敬字谓主一毋适。诸事能主一，则心专而神注，游思妄念自不能起。道家谓之抱元守一，禅家谓之不二法门。

克　治

　　圣人有言曰："为学日益，为道日损。"损者，损过以就中也，损末以还本也，损人欲以还天理也。凡去私欲必先克己，克己如克敌，必先知敌之所在，而后可以进兵，直捣其穴而焚其巢，使无遗类，才得太平。自治宜严，如农夫去草，必先去其根，而后无复生之患。省察如缚贼，一时不可放松；克治如杀贼，必须一刀两段。攻人欲者，必如此而后成功。克治者，去其所本无也，须知本来自无，非克治而后无也；存养者，保其所本有也，须知本来固有，非因存养而始有也。

　　白鬓老人曰：初进步之人，必得如此克治，如此加工，方是真学道的人，将来可望其成。否则，悠悠忽忽，朝勤暮惰，虽到老来，也是途中汉耳！

止

《易》曰："艮其背，不获其身；行其庭，不见其人。"人心之所不能静者，皆欲牵之也。夫人一身皆动，惟背不动；一身皆欲，惟背无欲。故文王教人当止心于背。不获其身者，忘我也，忘我则生欲之根绝矣，是静而止也；不见其人者，忘人也，忘人则可欲之事泯矣，是动而止也。试思民止邦畿，鸟止丘隅。夫物各有当止之所也，而况人乎！

程子曰："人心必有止，无止则随物是听，何所往而不妄也。"止有二义，一是安住于此而不迁也，一是断绝乎是而不复也。二义相须，入道之方也。

白鬓老人曰："不获其身"是无我，"不见其人"是无人。可见文王当日已有无我无人之垂教，岂必待佛入中国而后有无我无人之论哉？

观

夫人起得身来，终日营营，绝不知此心去向。或有知存者，又多用强制，强制则反伤其心。《阴符经》云"火生于木，祸发必克"者，此也。

人心至活而神，当平其性、顺其机以养之，不令一毫放逸、一毫勉强、一毫间断，始可谓之养心之法也。

孔子之所谓"止于至善"，老子之"似或存"，释之"观自在"。盖人之神在心，而心之机在目。目用在内，而心即随之在内，故曰观自在。观即反观也，自在者心自在也。人若反观之久，不但心在，而心竟定矣。神气一定，恍若初醒，真如天地交泰，其妙有不可尽言者。

《了心经》曰："吾从无量劫来，观心得道。"今夫日落，室内此暗不知从何而来。及点灯时，此暗不知从何而去。要知灯无逐暗之理，暗无畏灯之情。此有彼无，毫不费力。灯可以喻觉照，暗可以喻无明。应观过去诸法，恍惚如梦；现在诸法，迅速如电；未来诸法，黑暗如漆。又观世间一切有为之法，须臾变坏。历劫以来受过无限苦恼，宜速远离。行住坐卧，皆应止观双行，止是寂静，观是惺惺。

或曰：如何是明心？

曰：虚心是明心。四相俱无，万法皆空。

如何是见性？

曰：率性是见性，不识不知，顺帝之则。

白鬓老人曰：孟子云："学问之道无他，求其放心而已矣。"《易》曰："成性存存，道义之门。"可见人之一心，易放难收。学问吃紧处在此，功夫下手处亦在此。若能刻刻回光，时时反照，小则见性明心，大则成佛作祖。《了心经》谓观心得道，并非虚语。

存　养

　　存养二字，原不相离。若不能存，养个甚么？存其心，便是养其性。未发要存养，已发要省察，私意要克治，克治毕又要存养。此三操功夫，递相为用，一刻不可间断。

　　存心非是用力把持，只要清静寡欲，便是存心。须知此心觉即来，不觉即去。必如之何，而能常觉、常不去乎？只在熟之而已矣。常见养山禽，非家中物也，只为养的熟了，放之亦不肯去。况心原是我心中故物，养的果熟，岂尚有肯去之理？

　　朱子曰："涵养本原之功，诚易间断，然才觉间断，便是相续处。只要常自提撕，分寸积累将去，久之自然接续，打成一片耳。"

　　精气神得其所养而长者生，失其所养而消者死。试察一日之间，得其所养而长者几何，失其所养而消者几何，则生死可以自知，而无用卜为也。

　　学道之功，要一日密似一日，一时密似一时，久之自熟，与道合一矣。

　　白鬓老人曰：人能反观，则神气全归于内矣。神气既归于内，焉有不却病延年之理乎？丘祖语录中谆谆以此引人入道，其如不遵不信何？存养功夫难得熟，熟则打成一片，在儒谓之即心即理，在释谓之即心即佛，在仙谓之与道合真。

　　世之半途而废者，总为心生，心生功有间断。《西游记》到九十七八回，才敢说猿熟马驯。吁！熟，岂易言哉。

戒

夫人自有生以来至于今日，皆以情欲用事。习染已深，一旦求得清静，事非容易，故必以持戒为先。持戒者，须净修三业。三业维何？身、口、意是也。不杀、不盗、不淫，是净修身业。无妄语，无绮语，无两舌，无恶口，是净修口业。除贪、除嗔、除邪念，是净修意业。

视听言动，如颜子之四勿，是持戒之至也；克伐怨欲，如原宪之不行，是持戒之粗也。孔子曰："君子有三戒"，盖因君子常存戒慎之心，一生不为血气所使也。又曰："君子有九思"，盖因君子心常惺惺，不用戒持而自无不戒也。《楞严经》曰："摄心为戒，因戒生定，因定生慧。"

白鬓老人曰：净修三业是禅门之戒，四勿九思是儒门之戒。初学之人，不得不刻刻遵行；到家之人，不得不桩桩扫却。

定

《定性书》曰："所谓定者，动亦定，静亦定。"与其是内而非外，不若内外之两忘也。两忘则澄然无事矣，无事则定，尚何应物为之累哉？心本欲定，不能定者，念实累之矣。若止念存心，无所以乱此心者，而心自定矣。

云门曰："初禅念住，二禅息住，三禅脉住，而四禅灭尽，入乎大定。"须知定中之道有三焉：一曰天生定，谓本性寂然，原自不动；二曰修成定，谓涵养纯粹，自性澄彻；三曰宇泰定，谓虚心顺理，行所无事。庄子曰："宇泰定者，发乎天光。"古之得道者，以恬淡养智，智生而无以知为也。将睡犹未睡，世事无所知，身心寂不动，便是三昧时。在因谓之止观，在果谓之定慧。

白鬓老人曰：两忘即颜子之坐忘也。能到两忘，何愁不定？

慧

语曰："人心如水，澄清之可照须眉，但一挠之则天地易位。"须知慧中之道有三：一曰人空慧，谓了悟无生，无我无人；二曰法空慧，谓了诸阴诸法，缘假非实；三曰空空慧，谓了境智俱空，是空亦空。初修定者，忽发神通，或知宿命过去之事，或知异日未来之事，或得他心智辨才无碍。此无他，我儒所谓"至诚之道，可以前知"者，此也。学道至此，多有贪著。世间名利、恭敬，俱属有漏，神气因不能固，多致尸解，须急弃之。有漏之法，虚妄故也。《道德经》云："俗人昭昭，我独昏昏；俗人察察，我独闷闷。"

白鬓老人曰：水澄可鉴须眉，心澄可了生死。澄到无我无人处，便是生死不相关之地，鬼神窥不破之机，故曰极乐世界。

诚

一部《中庸》皆言诚也。择善固执，求诚之事也；参赞化育，至诚之功也。至诚之谓圣，天道也；存诚之谓贤，人道也。法天始能成人，尽人可以合天。故曰："及其成功，一也。"天地之道惟诚，故能生万物；帝王之道惟诚，故能化万民；圣贤之道惟诚，故能备万善。

慎独致曲，是日用间求诚最要紧的功夫。至诚可以动天地而格鬼神。盈天地间无处不见鬼神，人虽不见鬼神，未尝不见天地。夫鬼神者，天地之灵；天地者，鬼神之迹。君子畏天命，即所以畏鬼神也。世之人敢为不善者，只畏人知，不畏天知。畏人知者，伪也，小人也；畏天知者，诚也，君子也。

白鬓老人曰：儒者去尽虚伪，则为至诚，至诚者圣人也。道家炼尽阴私，则为纯阳，纯阳者真人也。殊不知诚即真也，真即诚也。昔人云："天下无二道，圣人无两心"，诚哉是言也！

孝

　　孝也者，百行之本，万善之原也。立身行道，终身之孝也；服劳奉养，一时之孝也。古语曰："父母全而生之，子全而归之。一举足、一开口、一动念，不敢忘父母。无辱身、丧心、羞亲之失，可谓孝矣。"我尝曰："天地全而生之，人全而归之。一举足、一开口、一动念，不敢违天地，无辱身、丧心、逆理之失，可谓仁矣。"

　　父母者，一家之天地也。孝子事父母，如事天地，父母爱之，喜而不忘；父母恶之，劳而不怨。

　　天地者，万物之父母也。吾人事天地，当如事父母。富贵利达，处之而不逾其则；贫贱患难，受之而不失其正。

　　或问曰：父母既殁，将何以行其孝也？

　　曰：子之身，父母之遗体也，谨守之而不失，即所以事父母也。人之性，天地之降衷也，善养之而勿丧，即所以事天地也。

　　白龔老人曰：人能成圣，则人称其亲为圣父圣母。人能成仙，则人称其亲为仙父仙母。人能成佛，则人称其亲为佛公佛母。人若庸碌一生，吾不知人将如何称其亲矣。

德

今世之人，得道者鲜矣，非道之难得也，知之未真，守之不固也。入德之功，自知几始；崇德之功，自诚意始；修德之功，自迁善始。圣人有言曰："含德之厚，比于赤子。"夫人之初，谁非赤子哉？惟能去净习染，还我赤子之初，圣人之德如斯而已矣。

君臣、父子、夫妇、昆弟、朋友此五者，天下之达道也。舍此五者而言道，外道也。智、仁、勇三者，天下之达德也。舍此三者而言德，悖德也。

古人一怒而安天下，我今以一怒而安斯心，可谓大勇也。尤贵智以助之，仁以成之。智则觉而不迷，仁则纯而不杂。三者备，可谓至德而成、大道始凝矣。子曰："据于德"，据者固执之谓。惟固执，则一得永得，而弗失之矣。久则熟，熟则化而为仁矣。

白鬓老人曰：朱子曰："德者，得也，行道而有得于心者也。"吾人平日须当痛自检点，果有真知乎？果有真得乎？纵有所闻所见，不过浮浮泛泛而已矣。有则更当勉之，无则自问安乎？

仁

仁者，人也。人而不仁，欲成真人，无有是处。吾谓儒之所谓仁，即佛之所谓舍利，仙之所谓金丹也。

心者，仁之舍也；仁者，心之主也。但将此心打扫干净，遂觉元气复来，四肢百骸无不充畅，旋视万物，同一自得之象。故曰"一日克己复礼，天下归仁"，为天地生生之理。具于人心谓之曰仁者，取其能生故也。果核之实谓之曰仁者，亦取其能生故也。人何不将此生生之理，而存养于心哉！

吴临川曰："仁者寿。吾尝以此观天下之人，凡气之温和者寿，质之慈良者寿，量之宽宏者寿，貌之厚重者寿，言之简默者寿。盖温和也，慈良也，宽宏也，厚重也，简默也，皆仁之一端也，其寿也宜矣。"临川论有仁之一端，即已能得寿，若并五者而俱有之，其寿之长也，不问而可知矣。仁者乐山，夫山之为物也，亘古不迁。是凡物之有寿者，莫若山也，因山能常静。仁者常静，静则神凝气结、精满形固，岂不安然有寿哉！

白鬓老人曰：颜子问仁，孔子教之以克己复礼，行乾之道，令其一刀两断，即禅家所谓顿教也。仲弓问仁，孔子教之以居敬行恕，行坤之道，令其循序渐进，此禅家所谓渐教也。自阙里已用此法教人，又何待南能北秀始有顿渐之殊哉！

静

周子曰："圣人主静立人极。"夫极者，人之大中也。圣人主静，非以静为善，而故主之也。是万物无足以挠其心，不求静而自静也。今之求静者，未得真传，皆曰紧锁心猿，牢拴意马。至于拴锁不住，遂谓此心终不可得而静也。殊不思此不致知之过也。致知则明，明则见得天下之理，都是停停当当的，一毫私意著不得。此所谓"知止而后有定，定而后能静，静而后能安"也。

外忘名利则身安，内忘思虑则心安。人皆曰身安便是福，我则曰心安便是道。

慧可见达摩曰："某心未安，乞师与安。"摩曰："将心来，吾与汝安。"可曰："觅心了不可得。"摩曰："我与汝安心竟。"诀曰：三际求心心不有，寸心觅妄妄原无。妄原无处即菩提，是则名为真得道。

告子之"不动心"，是不得勿求，遗弃而不动。后世枯槁之士，皆告子之流。非见道者，谁知其谬？

白鬓老人曰：人能内忘思虑，外忘名利，则主静功夫不待言矣。若思虑未除，名利未断，纵静片时，焉能长久？把持与自然，看破与未破，毫厘之分，天壤之别。

乐

乐莫乐于得道，士庶得道，其乐胜于王侯；苦莫苦于失道，王侯失道，其苦大于乞丐。一日学道，一日快活；日日学道，日日快活；终身学道，终身快活。学道原是安乐法门，是故圣人学而不厌。

周茂叔教二程氏寻孔颜乐处，是乐也，在各人身中，反寻之而自足。孟子谓君子有三乐：一曰天伦之乐，二曰性分之乐，三曰名教之乐。其乐在天与人者，我不得而必之；其乐在我者，胡不自尽焉？

今夫人有不为人役者乎？有不为物役者乎？有不为形役者乎？人必去此三役，则可与之言乐矣。

尝见芒芒之人，筋疲力尽，但得放下，便觉快乐。学道之人，但能放下，其乐胜于世人万万矣。先年予当盛暑远行，见老者坐在凉树之下，以为极乐。予今闲暇，坐在凉树之下，不见乐处，何哉？先年以劳视逸，故若是耳。意者贫之视富，贱之视贵，若乎是也。

为人只可素位而行，故能无入而不自得焉。凡有愿外之心，俱属无益。一切报缘业债、是非罪过，皆由此愿外之一念起，可不慎哉！

白鬓老人曰：学道是安乐法门，人多目之为苦。名利是极苦之事，人反视之为乐。慧眼与肉眼，原该有如此之异。

太　极

　　太极者，两仪之祖也。两仪者，天地之祖也。天地者，万物之祖也。用祖炁以修身则固，取祖炁以书符则灵。太极在吾身是为玄牝，乃真精妙合自然而成，是神气之根、性命之窍也。大要在观天之道，执地之行，二者尽之矣。

　　一阴一阳两者配合，天地之道也；日月运行昼夜交光，天地之行也。故曰："天地设位，而易行乎其中矣。"《易》谓坎离是也。圣人知其如此，故以乾坤为鼎器，以乌兔为药物。其中消息盈虚之数，又准之以火候。《阴符经》云："日月有数，大小有定，神明出焉，圣功生焉。"总而言之，盗机逆用，尽之矣。天地既判，日月运行，照耀交光，而造化生焉。日月者，天地阴阳之精神也。于卦为坎离，离中之阴是为乌精，坎中之阳是为兔髓。丹法以乌兔为药物，不过识五脏之精，盗其机逆用之耳。是药物也，生产有时节，采取有铢两，颠倒有法度。其要在于月出庚初，铅生癸后，日月交光，阴阳和气自然而成，故丹之为字像日月。

　　或问：何为金液还丹？

　　曰：以其既失而复得谓之还。以其采取水中之金，合以己汞而成，谓之金液。

　　白鬓老人曰：太极在天为理，在人为性。两仪在天为炁，在人为命。其实理外无炁，炁外无理。可见性命并非在两处，修性即所以养命，犹实腹即所以虚心也。

中

古圣相传，只是一个中字。不偏不倚，中之体也；无过不及，中之用也。尧曰"允执厥中"：夫允执兼动静而言也，静则执此中以存心，动则执此中以应事。允者信也，有因时随事，自然执中，无一毫勉强之情、间断之意。舜曰"惟精惟一"：灼见玄微曰精，始终不二曰一。言人必有惟精之见、惟一之守，而后可以执中。允字内亦该此意，恐人不解，故益明言之。

"人心惟危，道心惟微。"有念，人心也；无念，道心也。言人心易炽，而道心亦易湮没也。此言危微之机以惕人，欲人之慎乎执中也。

李延平危坐终日，以验夫喜怒哀乐未发以前气象何如，而求所谓中也。如是者久之，而知天下之大本真在乎是也。故曰："学问不在多言，但默坐，澄心体验，天理若见，人欲之私皆消矣。"李清庵曰："此中非中外之中，非四方之中，又非在中之中，念头不起处是也。"《易》曰："圣人以此洗心，退藏于密。"

白髯老人曰："念头不起处是中"，清庵此语可谓画龙点睛之手。延平先生终日危坐，以验夫喜怒哀乐未发以前气象，正是允执厥中。日久功深，则人欲变为天理，妖精尽化如来，功夫全在洗心退藏。

学　圣

古人有言曰："人皆可以为尧舜。"尧舜是天生的圣人，汤武是学成的圣人。老君曰："我非圣人，学而能之。"

或问周茂叔曰："圣可学乎？"曰："可。""有要乎？"曰："有。""请问焉。"曰："一为要。一者，无欲也，无欲则静虚动直。静虚则明，明则通。动直则公，公则溥。明通公溥庶矣乎！"

学道便是学圣人。道我固有，不从外来。圣非绝德，可学而至。吾人之性，与圣人同，能尽其性，便是圣人。至于学举业者能中举人，人皆知之；学圣人者能至圣人，人胡不知也？吾夫子信己可以为圣，故学而不厌；见世人皆可为圣人，故诲人不倦；欲以圣人之道化天下，故周游列国；欲以圣人之道教后世，故删述六经。

儒之所谓圣，即僧道之所谓仙佛也。佛者觉也，仙者山也，此古来命名之义也。予相"佛"字，更有说焉，从人从弗，弗者不也，有不为人欲之义焉。人而能为人之所不为，则可以成佛矣。"仙"字，从人从山，山者静也，有常定常静之义焉。人能如山，则可以成仙矣。

放下便是佛，提起就成仙。

如何能作圣，惟一无二三。

看来儒释道，皆以无欲而成。彼有所贪而为之者，百无一成。

或问：欲学圣人，其如习气难除何？

曰：惟不肯除，是以说难。若肯除之，刻下即休。何也？一切习气，皆是虚妄，心迷似有，心悟则无。非悟始无，本来无故。

白鬓老人曰："道我固有，不从外来。圣非绝德，可学而至。"此四语可以开圣门之堂奥，长学者之精神。孟子生于孔子百年之后，愿学孔子，所以至今人称孔孟。

坎　离

或问：易有八卦，学道之人多言坎离，何也？

曰：乾阳坤阴，南北相对，此先天之体也。乾阳一动便是觅风，故乾之中爻，直入坤中而止，则乾成离、坤成坎矣。

夫南北者，天地之两极也。先天卦位本乾坤所居，今退处于无用之地，而以坎离代之，则后天之用行矣。坎以真炁化而为铅，即天一所生之水也。离以真精化而为汞，即地二所生之火也。故男得其精，用精者化，故顺而成人。女得其炁，用炁者昌，故逆而成仙。以先天未扰之真铅，制后天久积之真汞，则相爱相恋，如夫妇子母之不忍离，皆自然而然，有不知其所以然者。

离为日，日秉阳精，而离之中爻却是阴，是阴藏于阳之宅也。其在人也，少阴之数八，男子得之，故二八而真精通；少阳之数七，女子得之，故二七而天癸至。岂非阳得阴数，阴得阳数，而互藏之义，因以见之哉！故人欲求道，必得坎中阳爻，复入离之中爻，然后可以复乾象，而还大道矣。且夫阴中之阳，以动为主，故取坎之期唯慎其动；阳中之阴，以静为主，故填离之后致养于静。

白鬓老人曰：用精者化，世人皆知；用炁者昌，人皆不知。以先天未扰之真铅，制后天久积之真汞。此二语泄一部《悟真篇》之秘，得诀者自知。取坎之期惟慎其动，填离之后致养于静，尤为要紧口诀。

开 关

　　人之身中，有任督二脉。当其在胞胎中，其脉常运，未尝间断，神炁混合以通先天。及其胎分蒂绝，其脉遂分而为二。任脉主阴，起于承浆，而终于长强。督脉主阳，起于会阴，而终于人中。阴阳不交，前后间断。泥丸不能与丹田相通，丹田之炁不能与尾闾直透。关窍不通，化机无本，以禀气之浅深，为寿命之修短。自其生之时，已定其死之日矣。

　　古先达人得跻长生者，盖有周天升降，河车转运之法，使二脉相接，循环无端，三关开通，周流不滞。其诀：于子前午后，盘膝端坐。四门外闭，两目内观，湛若止水，寂如空室。未来不想，既往不思，心不生灭，气不出入。调息良久，注想丹田，守气勿散。才觉丹田气动，即将鼻息紧闭，下腹微协，以意气通尾闾。尾闾通即将谷道轻提，舌拄上腭，用意升提，徐徐运上泥丸，泥丸气达，是谓还精补脑。少焉化为甘露，从鹊桥而下，即将舌放，自然会咽开通，用意轻轻送归元海。此为一度。如此三百六十为一周天。行之日久，自然气机流转，骨节疏通，三关渐开，二脉寻后泛曹溪路，有感即通，入众妙之门，元精不走了。此一节即可长生。至于抱元契虚，脱胎神化，别有妙乘，实从此权舆也。

　　白鬓老人曰：调息功夫，一旦伏住后天之气，积气开关，自然反回先天路径。所谓寻着来时路也。

就 正

孔子曰："君子食无求饱，居无求安，敏于事而慎于言，就有道而正焉。"君子心专力勤，可谓学得其宗矣。犹必就正有道者，非过谦也，是求益也。真有见夫天下之道理无穷，一人之学问有限。是故大舜，圣人也，犹必好问而好察迩言，舍己从人，乐取与人以为善。颜子，大贤也，以能问于不能，以多问于寡，有若无，实若虚。自古以来，圣不自圣，所以成其为圣；贤不自贤，所以成其为贤。今人不然，自称遇师，而不察师之真伪；自称闻道，而不察道之浅深。误入旁门，盲修瞎炼，终无一成。彼认假为真，执迷不悟，即有怜其误而告之以正道者，彼亦不信也。

《易》曰："一阴一阳之谓道。仁者见之谓之仁，智者见之谓之智。"今世诸家谈道者，皆仁智之见。求其本末兼该，上下俱尽，性命双修，道明德立。必待笃好之士，常怀就正之心者，始可与言道也矣。

有道之士，可以成己成物，可以泛应曲当。譬如洪钟，大叩大鸣，小叩小鸣，不叩不鸣。不叩而鸣，则人以为怪钟矣；叩之不鸣，则人以为废钟矣。故有道之士，因人而施，不至失人，亦不至于失言也。

或问：而今世人总有慕道之士，其如有道者之难遇何？

曰：世上经书，皆有道者之所留也，就经书而就正之，但得不悖，其教我者不亦多乎！

白鬓老人曰：就有道而正焉，非己有道，焉能知人之有道？况道有大小之不同，邪正之迥异。己有正方知人之正，己无邪方明人之邪。若一味皂白不分，逢人求教，其不入于旁门外道者鲜矣。

《养真集》跋

余尝谓大修行人，必得学禅家参悟，用道家功夫，敦儒家品行。其故何也？人不学禅家参悟，则心性不能明彻；不用道家功夫，则神气不能相抱；不敦儒家品行，则必至好奇尚怪，惊世骇俗而后已。是本欲学仙学佛，反成魔王妖孽。试看古今来得正道而修成者固多，入于旁门而丧身失命者亦复不少。故丘祖云："试叩禅关，参求无数，往往到头空老。"又云："磨砖作镜，积雪为粮，误了几多年少。"吁！世有躬行深造者，必能默契余言。

乾隆丁未年花朝日　白鬓老人王士端再笔

养真集后序

　　余生无所好，惟嗜书与静。年来虚度两万三千日，大半沉酣于断简残编，半怡情于清静无为。虽贫无长物，尚赢笔带书囊，更兼习静而已。常思自幼年业儒，及年既壮常多家变。虽碌碌谋生，不遑专志，但未尝负我初心，忘其道耳。迨不惑之岁，始知天地间有此一条大路，吾身中有此一件至宝。人人俱足，不待外求，故曰反求诸己而自得。

　　余自号求己，观感自勉之谓。智者不多，愚者不少，乃入道之捷径，则修身之要箴也。因想此身难得，驹隙易过。故《金刚经》有云："一切有为法，如梦幻泡影。如露亦如电，应作如是观。"诚哉是言也，确论也，真乃醍醐之语也。而性命之为重，岂可忽诸。言念及此，实堪令人鼻酸心恻也。然家传儒业，心慕真玄。至圣经贤传，虽未能入其堂室，而亦稍涉其门墙。维时慕修养性命之道，乃不遇其真诠。于丹经子书，家藏既寡。兹《养真集》一书，行世未久罕所见闻。回忆此典，于同治乙丑三秋之序，客次保阳，于书肆中选购丹经子书时，乃坊主者，以《养真集》二卷出售之。觅回遂置高阁，亦未经心。兹于光绪己丑暮春之初，检点架上书时，复获斯集。展卷三复，其品节详明，真机透露，读之胸次豁然，荆棘顿扫，而个中玄妙，非笔墨之所罄也。且丹经万卷，著论立说，悉多喻辞隐语。讲理者纷纷，留诀者寥寥。而养真子所著此书也，扫尽旁门，独标精义。剥除皮毛，只存骨髓。由儒悟禅，由禅证道。汇三教而同归，总百家为一辙。衲子朝夕玩味，不须十卷《楞严》；羽士行住遵循，何用五千《道德》。以后寻真不用白云观里，从兹访道何须黄鹤楼头！

　　盖养真子之心，乃天地圣人之心也。公共无私，著此书以传道。以浅言直论接引后学，读此书如面受其教下手之口诀，并自得之心法。出世之心，仍寓治世之意。三教一贯之旨，满盘托出。发前圣之所未发，启后人之所未启，不尽言者尽言，不尽意者尽意。世之仙缘有份者，得遇此书，熟读潜习，则希圣希贤，成佛成仙，即在此书中求之，不必他山求助也。岂非上天梯航、仙佛之路引乎！天机直泄，口诀明露，而造化神功之妙、尽性了命之奥，均见之于俗语常言中。即使读尽琅环福地之书，亦莫不以此书为最。余自愧德薄福浅，得此书二十余年，如宝山空过。愧矣哉，土木之不如也。

聊书数行，以志以愧。愿志于道者，共勉之云尔。

光绪十五年岁次己丑玩蟾辉日南宫后学拙夫求己居士炷薰百拜敬读珍藏知止斋秘宝。

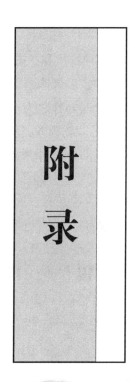

附录

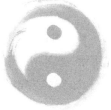

名词浅释

八卦——对应自然界的八种物质和状态，分先天八卦和后天八卦两种。先天八卦即乾兑离震巽坎艮坤，后天八卦即乾坎艮震巽离坤兑。八卦又称经卦，八卦两两相重而得六十四卦称之为别卦。八卦在人体中有特殊的对应关系，如《易传·说卦》曰："乾为首，坤为腹，震为足，巽为股，坎为耳，离为目，艮为手，兑为口。"丹经中取八卦之象，来说明内丹功程中的特殊方法。

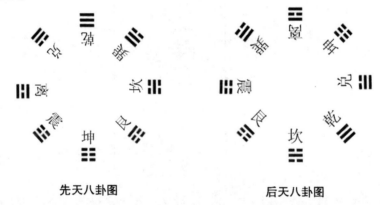

先天八卦图　　　　　　　　后天八卦图

鼎炉——原为外丹术语，内丹喻指为炼药之处。按道家传统说法，炼丹首须安炉立鼎，如此方能行炼丹之功。鼎，又谓玉鼎，在大脑中心，内藏一胞为先天真性所居之处，即元神室也。其两边各有一管，联于眼珠，下通于心，故曰：性者心也，发于二目。实际鼎原无鼎，真炁发时与性合一而得名。金炉，又名真炁穴。前对脐轮后对肾，上有黄庭下关元，前有幽阙后命门，是存神养炁之所，又叫丹田。炉原无炉，炁发则有此名。炼神还虚大周天中，鼎炉又有不同涵义。

河图洛书——《易》曰："河出图，洛出书，圣人则之。"一般认为，河图为先天之对待，洛书为后天之流行。河图顺生，洛书逆克，共行造化

千峰养生集萃

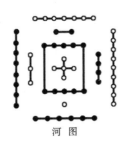
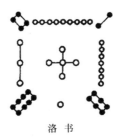

河图 　　　　　　　　 洛书

之权。

汞铅——本为自然界两种物质，丹道中以汞借指元神和真意，以铅借指元精和真炁。汞为离中阴，铅为坎中阳；铅性沉重，其气坚刚，借指人神之真情，以其外暗内明，御患伏邪，而有象于铅；汞性轻浮，其气阴柔，躁而易失，借指人身之灵性，以其虚灵莫测，而有象于汞。

后三关——即尾闾、夹脊和玉枕。尾闾在脊梁骨最下尾椎处，为后三关中的第一关。夹脊在大椎往下第七脊骨节，又名夹脊双关，内通心，为后三关中的第二关。玉枕在风府上枕骨处，内通大脑，为后三关中的第三关。丹道修持中，以羊车、鹿车及牛车通后三关。

火候——道家丹道理论认为，火是火，候是候，火候是火候。火有十八般名称，各有次第节序，其功用亦皆不同。实际上火即是药，药即是火，也可以说真意即火，故有药生即火生之说。候是从天之气候引申而来的概念，五日一候，一月三十日，故为六候。炼丹要先起火，候有六候，火候是丹道行持用火之法。

活子时——丹道修炼中身中一阳初动之时，因阳动无定时，故称活子时。在卦为复卦，在时为冬至。一阳初动为炁动，而非精动，当用收炁降龙法，采取小药。

魂魄——三魂七魄，以日藏魂而月藏魄，日月交易而性命由立。在人则肝藏魂而肺藏魄，丹家以日魂为元神，为炼药之火，为东升之木；以月魄为元气，为炼丹之药，为西降之金。

九宫——即洛书，一到九九个数字排列在九个格子中，纵、横、斜三种方式三数之和都是十五，纵横十五在其中。其排列方法，即"戴九履一，左三右七，二四为肩，六八为足"。

坎离——指性命、心肾、天地。坎中实，在体为肾，藏精，为命；离中虚，在体为心，藏气，为性。

两仪——即阴阳，是由太极最先生出的两种物质实体。《易·系辞》曰："易有太极，是生两仪。"两仪即两相匹配，指阴阳互相对立，构成一对基本矛盾。

六通——即天眼通、天耳通、宿命通、他心通、神境通、漏尽通，是道家丹道修炼过程中出现的特殊功能。

龙虎——即青龙白虎，丹道中以龙为汞、为神、为性，以虎为铅、为炁、为情。神即性，炁即命，龙虎交，既是性情合一，也是汞铅相投。

沐浴——丹道中，以子午卯酉为沐浴之时。子时一阳始生，午时一阴始生，卯酉之时阴阳参半而平和。沐浴，即呼吸不出不入的状态。

炁与气——炁是道家专用字，表示先天无火之炁，是后天生命之动力，是心脏六脉跳动之炁，眼虽看不见，而手能摸得着，道家养生学说以后天返先天故统用此炁。气是米谷之气，口鼻呼吸之气，是后天之气。先天炁为祖炁，又称元炁和道炁，丹道修持下手炼精化炁为先天之炁，而非后天之气。

前三田——即上田、中田和下田，为炼丹种丹之田舍。上田神舍，中田炁府，下田精区。一般认为，上丹田即祖窍，中丹田为黄庭，下丹田为炁穴。

鹊桥——源于牛郎织女传说，指人体任督上下两处交会之处，上则称上鹊桥，下则称下鹊桥。《仙佛合宗》曰："尾闾、谷道，一实一虚，故名下鹊桥。尾闾关，上夹脊三窍，至玉枕三窍，与夫鼻上印堂，皆髓实填塞，呼吸不通；鼻下二窍，虚而且通，乃呼吸往来之径路，印堂、鼻窍，一实一虚，故名上鹊桥。"

三花聚顶——三花指精花、炁花和神花。三花聚于目前，皓月当空，为特殊之景，又谓玄关。

三才——即天地人，在丹道中又对应精炁神。

四象——由两仪分出，太阴、太阳、少阴、少阳，以对应春夏秋冬四季，在人体中可对应不同之经脉。道家又借指左（东）青龙、右（西）白虎、前（南）朱雀、后（北）玄武，故要使四象会合中宫，是吕祖所谓龟蛇共穴、龙虎同宫之说。

四禅——禅宗所归纳的禅定四重境界，即初禅念住，二禅息住，三禅脉住，四禅灭尽。与道家的四手功夫，其实是两种不同的语言表述方式。

十二消息卦——六十四卦中的十二卦，即乾、姤、遁、否、观、剥、坤、复、临、泰、大壮、夬，以阴阳爻变化来对应阴阳消息升降，外则对应一年十二月，以复卦对应子月（农历十一月），姤卦对应午月（农历五月）。丹道中以十二消息卦则对应一身十二种状态。

十二重楼——道家丹道专用词，喻指喉下之十二节气管，又称"十二层楼""十二玉楼"。

太极——《易·系辞》曰："易有太极，是生两仪，两仪生四象，四象生八卦。"丹道中，太极指北极，为玄牝之门、众妙之门。

屯蒙——本为《易经》中六十四卦之两卦，道家内丹借指进火、退符的火候。《参同契》曰："朔旦屯值事，至暮蒙当受。"

橐龠（阖辟）——本指风箱，用于冶炼鼓风之用，无底之囊为橐，有孔之窍为龠。道家借用指天地阴阳两气之回旋，内丹中指先天呼吸之法。《道德经》曰："天地之间，其犹橐龠乎？虚而不屈，动而愈出。"丹道中，先天炁发，橐龠方显。《性命法诀明指》曰："橐龠者，内里消息也。下手采药时，先天真炁系由橐处所发，而龠为收真炁之地，心肾相交之处。若精炁不动，不为橐龠。""橐龠乃内里之消息，无精炁时，渺茫难寻所在。待真炁机发动，而橐龠之消息现矣。橐在上而龠在下，相距八寸四分，上性下命之处。当吸进后天气之际，则先天炁升，所谓外气从外而降，先天炁从内出而升，谓之阖。斯时百脉俱开，下之命与上之性相合矣，是谓橐。当呼气之际，鼻吸之气呼，则先天之炁降，所谓外面之气呼而升，则内里真炁降，谓之辟。百脉俱开，上之性与下之命相合矣，是谓之龠。"

文武火——道家内丹修持专用术语。文火即呼吸之气微轻导引，任其自然无为，绵绵若存之势。武火即呼吸之气急重吹逼，以息摄炁之法。文火行沐浴温养之功，武火行采取烹炼之功。

五行——指金、木、水、火、土，语出《尚书·洪范》："五行：一曰水，二曰火，三曰木，四曰金，五曰土。"五行有生克两种关系：相生则水生木，木生火，火生土，土生金，金生水，构成一个封闭的循环体系；相克则水克火，火克金，金克木，木克土，土克水，也构成一个封闭的循环体系。在人身是心、肝、脾、胃、肾，五行山下是炁穴。古人云："昔日遇师亲口诀，只教凝神入炁穴。"

消息——阴阳消息，本指阴阳之气的斡旋，以应造化之机。丹道中指内炼过程中的进火与退符，进火为阳息，退符为阴消。进火与退符皆遵自然节律，以卦象表示其度数。

性命——通俗说来，性即心理，命即生理。道家理论认为，人出生之后，性命分开，性在天边，命沉海底，实际上就是心为藏性之府，肾为藏命之府。内丹中以炁为命，以神为性，性命则指神炁。

虚室生白——道家内丹功的术语，也是炼丹丹成的讯息、景象，即暗室中的一些东西清晰可见。

玄关——道家专用术语，意即玄妙之关窍，为后天逆返先天之径路。在内丹中指先天真一之炁发动之处、先天性光显现之处，为特殊之景。

玄牝——玄为阳，牝为阴，玄牝为立丹基、凝圣胎之处。《道德经》曰：“谷神不死，是谓玄牝。玄牝之门，是谓天地根。”丹道以祖窍为玄牝之门，为人身天地之正中，藏元始祖炁之窍也。

药——道家所说之药，与世俗医家所说完全不同，其写法也非常独特（檕）。世俗医家所说之药，乃草木金石所成，用以调治人体之疾病；而道家所论之药，乃人体中精微先天真炁所凝成，可以祛病强身，从机制上解决后顾之忧。《玉皇心印妙经》曰：“上药三品，神与气精。”而内丹修炼中又将药分成三种：炼精化气为外药，化气完成生内药，载药上行过大关，则称大药。鼎炉、火候、药物为内丹学三要件。

一阳来复——在卦为地雷复，在二十四节气为冬至，在道家炼功为活子时。

元神与识神——元神指先天之性，又称元性。元神为先天以来一点灵光，无私无欲，自从道化虚无而来。识神指后天之性，主宰后天知识，牵于七情六欲，为一己之私所困，为名利之心所惑。道家修炼，皆指元神而弃识神。元神为无为之种，识神为有为之因。

元精与交感精——元精是无欲状态下产生的先天精，交感精则为欲念感动下产生的后天精。元精可以炼丹，可逆化为炁，可以育仙；而交感之精为浊精，男女交媾所生，可以生人。

婴儿姹女——婴儿即坎，姹女即离。《修真太极混元指玄图》曰：“心液曰姹女，肾气曰婴儿。”

周天——原为天文概念，丹道借指修炼的几个阶段，以及精气神在体内的运行路径。丹道中周天有大周天、小周天和卯酉周天三种，大周天无时、无数、无度、无节，小周天有时、有数、有度、有节，卯酉周天另有别论。

后 记

　　《千峰养生集萃》（上、中、下）完成了各项准备工作，即将与广大读者见面了，我终于可以了却一桩多年的夙愿。

　　自 1972 年，我开始涉足历史上本就少有人知晓的学术领域，即被近代著名道学家陈撄宁先生称之为"中国仙学"的道家性命双修养生文化。这首先应当感谢牛金宝老师，是他把我引领进这一神奇的文化领域。三十多年来，我翻阅了所能搜集到的一切有关著作，查阅了相关的历史文献，大量的文献证实了在中国确实存在几千年来不断传承的这一中华民族优秀文化。

　　中国道家养生文化是世界上唯一将哲学、中医学、史学、文学、易学、宗教、解剖学、心理学、性科学等众多学科相互交叉、相互吸融在一起的特殊文化。在中国几千年的发展历史上，无数先贤圣哲在不间断的传承中将自己一生循德悟道的亲身体验真言著述成文，流传于世，为我们研究、学习、实践留下了极其珍贵的参考文献。

　　从鸦片战争至中华人民共和国成立前，国难当头，内忧外困，战争连年不断，传统养生文化在传承、实践及学术研究等领域受到严重摧残，这一时期出现的有代表的学术著作也寥若晨星。新中国成立后至改革开放前，政治运动不断，尤其是十年浩劫，大量有价值的宝贵文献遭受到毁灭性的破坏，致使很多道家养生经典又一次遭焚毁流失，许多经典著作完全失传，极少数散落在民间，或为少数图书馆珍藏。而能够识别、掌握这种文化的真正传人也随着时代的推移而越来越少，以致今天成了名副其实的中国绝学。

　　为了拯救这一极其珍贵的人类文化遗产，科学地认识、研究几千年来无数先人不断实践、总结、完善、升华出来的这些学术成果，尽可能为广大学者、养生爱好者提供一套比较完整的有代表性的近代养生文化经典，多年前我就开始从民间各种渠道进行搜集、整理相关典籍著作。此次出版的《千峰养生集萃》中辑录的十部著作，就是经过精研挑选出来的。其中有几部在国内外影响很大，个别著作版本从第一次印刷至今从未再版过，足见版本之珍贵。

此次出版的《千峰养生集萃》，是经过我们精心点校后重新排版印刷的。2004年出版的《中国传统道教文化经典》，由于当时印刷条件有限以及著者本人的原因，原版书中存在着大量的通假字、异体字、生僻字和专用字，这给点校工作带来了极大困难，任建华、雷向阳二位弟子为此付出了大量的辛勤劳动。此次出版，魏宏、霍旭欢二位弟子参与了点校工作，齐旭龙、任建华二位弟子参与封面的构思设计工作。其中，《玄妙镜》的插图由陈伟居士重绘。为了尽可能减少错误，所有的文字录入、校对以及排版工作都由我们自己担任。在重新编辑、整理这套丛书中，得到了很多学生和朋友的大力支持，在此特致衷心感谢。本书的顾问、中国道教协会黄信阳副会长，对编辑出版等工作提出了许多宝贵的意见，华夏出版社为丛书出版提供了大力支持，使得丛书得以顺利出版，在此特致感谢。

由于我们手中掌握的可供参考的资料有限，在点校中难免有不当之处，还望读者朋友提出宝贵意见。

千峰先天派二代掌门　席妙春

己亥年孟夏于京

电子邮件：xichunsheng@126.com

图书在版编目（CIP）数据

千峰养生集萃：全三册/董沛文主编. --北京：华夏出版社有限公司，2021.1

ISBN 978-7-5080-9897-5

Ⅰ. ①千…　Ⅱ. ①董…　Ⅲ. ①养生(中医)　Ⅳ. ①R212

中国版本图书馆 CIP 数据核字（2019）第 297671 号